ALQUIMIA DA VOZ

CARO(A) LEITOR(A),
Queremos saber sua opinião
sobre nossos livros.
Após a leitura, siga-nos no
linkedin.com/company/editora-gente,
no TikTok **@editoragente**
e no Instagram **@editoragente**,
e visite-nos no site
www.editoragente.com.br.
Cadastre-se e contribua com
sugestões, críticas ou elogios.

LUIZ ALIAN CANTONI

ALQUIMIA DA VOZ

Transforme sua voz em uma ferramenta de autodescoberta e crescimento com a sabedoria da medicina do som

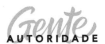

Diretora
Rosely Boschini

Gerente Editorial Sênior
Rosângela de Araujo Pinheiro Barbosa

Editoras
Rafaella Carrilho
Deborah Quintal

Consultora de Texto
Dalila Magarian

Assistente Editorial
Mariá Moritz Tomazoni

Produção Gráfica
Leandro Kulaif

Coordenação Editorial
Franciane Batagin | FBatagin Editorial

Preparação
Algo Novo Editorial

Capa
Plinio Ricca

Projeto Gráfico
Márcia Matos

Adaptação e Diagramação
Gisele Baptista de Oliveira

Revisão
Debora Capella

Impressão
Assahi

Copyright © 2024 by Luiz Alian Cantoni
Todos os direitos desta edição são reservados à Editora Gente.
R. Dep. Lacerda Franco, 300 – Pinheiros
São Paulo, SP – CEP 05418-000
Telefone: (11) 3670-2500
Site: www.editoragente.com.br
E-mail: gente@editoragente.com.br

Dados Internacionais de Catalogação na Publicação (CIP)
Angélica Ilacqua CRB-8/7057

Cantoni, Luiz
　　Alquimia da voz : transforme sua voz em uma ferramenta de autodescoberta e crescimento com a sabedoria da medicina do som / Luiz Cantoni. - São Paulo : Autoridade, 2024.
　　176 p.

ISBN 978-65-6107-026-3

1. Desenvolvimento pessoal 2. Voz 3. Reabilitação vocal I. Título

24-4443   CDD 158.1

Índices para catálogo sistemático:
1. Desenvolvimento pessoal

NOTA DA PUBLISHER

A voz é uma das mais poderosas ferramentas de expressão que possuímos. Ela não só comunica palavras, mas também carrega emoções, intenções e nossa essência mais profunda. Muitos de nós, no entanto, subestimam o impacto que a voz tem no nosso bem-estar físico e emocional. Para quem depende da voz como instrumento de trabalho ou deseja melhorar sua autoconfiança, compreender e cuidar desse instrumento é crucial.

É com grande admiração que apresento *Alquimia da voz*, de Luiz Cantoni, um especialista que revolucionou a forma como entendemos e cuidamos da voz. Com anos de experiência em otorrinolaringologia e uma carreira dedicada à saúde vocal, Cantoni é um profissional que une com maestria conhecimento técnico, musicalidade e uma abordagem holística. Ele nos oferece, neste livro, uma visão integrada de corpo, mente e espírito, destacando que a verdadeira saúde da voz depende do alinhamento entre esses três pilares.

Neste livro, Cantoni nos apresenta um método inovador para fortalecer a voz, ressignificar traumas e promover uma conexão mais profunda com nosso eu interior. Ele vai além dos cuidados tradicionais, ensinando como a voz, aliada ao autoconhecimento, pode ser uma poderosa ferramenta de cura e transformação pessoal. Seus exercícios e técnicas oferecem ao leitor uma maneira prática de proteger e desenvolver a própria voz.

Convido você a embarcar nesta leitura reveladora. *Alquimia da voz* é mais do que um guia técnico; é uma jornada de autodescoberta e crescimento. Aqui, Cantoni nos mostra que, ao cuidar da voz, estamos, na verdade, cuidando de nossa própria essência.

ROSELY BOSCHINI
CEO e Publisher da Editora Gente

Dedico este livro a você, que atendeu ao chamado rumo à ampliação da sua consciência vocal.

Este livro também é um tributo a todos os professores e amigos que colaboraram para o meu crescimento pessoal e profissional. Pessoas que ajudaram a moldar o meu ser para que eu possa amar de modo incondicional e me expressar naturalmente no ato de servir.

Dedico esta obra a cada indivíduo que me procurou, de alguma maneira, em busca de atendimento. Por meio da confiança depositada e das experiências compartilhadas, multiplicamos a história de nossa jornada conjunta de reabilitação.

Eterna gratidão!

AGRADECIMENTOS

Agradeço pelas vidas que foram vividas antes de mim, por todos aqueles que deixaram impressões ancestrais em meu DNA, que moldaram minha hereditariedade com códigos que são revelados no cotidiano.

Reconheço, honro, respeito e sou grato pela vida e pelo caminho que escolhi como pai, músico e médico, experiências que valorizo sem moderação.

Expresso gratidão aos meus pais, que zelaram por minha jornada, orientando-me em busca das respostas que me ajudaram a descobrir quem eu poderia ser.

Estendo meus sinceros agradecimentos à minha esposa, Monique, e aos meus filhos, Bruno, Lucca e Pedro, por serem espelhos multidimensionais e os maiores incentivadores da minha transformação em um Ser Senciente a serviço da Família, do Cosmos, do Infinito e da Criação, oferecendo-me a oportunidade de compreender a sabedoria da vida todos os dias.

Agradeço imensamente à extensa família de colaboradores que encontrei na minha jornada por São Paulo, Joinville, Guarulhos, Mogi das Cruzes e Cotia. Essas pessoas foram essenciais para que eu pudesse construir a capacidade de expressar o aprendizado adquirido.

Minha gratidão se estende aos que generosamente compartilharam suas experiências profissionais, ofereceram horas de valiosa troca de conhecimento e concederam brilho a este livro. Um agradecimento especial a Juliano Poeta, Murilo Gun, Alexandre Cumino, Luiz Fernando Lucas, Moacyr Franco e Dalila Magarian, pela gentileza e sabedoria compartilhadas.

SUMÁRIO

Turandot 15

Prefácio: A música ancestral 17

Apresentação: A geometria sagrada 24

Introdução: A alquimia da voz 29

    Capítulo 1 - Integração de corpo, mente e espírito 37
    Capítulo 2 - O que tem afetado a sua voz? 45
    Capítulo 3 - Medicina tradicional, integrativa
                  e ancestral 55
    Capítulo 4 - A saúde integral 67
    Capítulo 5 - Respiração, uma meditação ativa 97
    Capítulo 6 - Articulação, vocalização e chakras 123
    Capítulo 7 - Higiene da voz e qualidade de vida 143
    Capítulo 8 - Trabalhando com famosos 159
    Capítulo 9 - Sua voz é um dom divino 169

TURANDOT
DE MOACYR FRANCO

"**L**evem ao doutor Cunha!"

Lá na roça, quando eu era criança, todos na minha casa, quando adoeciam, procuravam a mesma pessoa, o doutor Cunha, que já tinha a mesma *causa mortis* para todos: "Não resistiu". O heroico doutor era como a maioria dos médicos daquele tempo: tinha que saber tudo sobre estômago, intestino, rins, fígado, pâncreas... Passado um tempo, cresci e conheci especialistas. Mas surgiu outro problema: quando adoecia, tinha que conhecer mais de duzentas especialidades para poder ir ao especialista certo!

Apesar de minha saúde ser boa, um dia fiquei rouco. Para a minha profissão de ator, cantor e apresentador, isso foi um desastre. *E agora, quem eu devo procurar? Qual especialista vai cuidar de mim?*

Os colegas recomendaram: "Otorrino, claro!". Tireoide, amígdala, glote, gogó, não tem erro. "O-tor-ri-no." E lá fui eu, confuso. Fui a vários otorrinos. Certeza? Nenhuma. Antibiótico, anti-inflamatório, pastilha de cebola, casca de cenoura, pedaço de gengibre, pastilha de mais de mil coisas... Nada!

Até que me recomendaram o doutor Cantoni. Fui. Começou tudo igual: "Abra a boca! Bote a língua para fora! Fala 'tramela'!". *Tramela? Tudo igual, meu Deus. Agora virá um anti-inflamatório, a compressa, a pastilha... Chega!*

Sentei na maca e falei, revoltado: "Doutor, o que mais o senhor faz na vida?". Ele respondeu calma e displicentemente: "Eu canto. Sou cantor". *Será que é sacanagem?*, pensei. Balbuciei e perguntei: "Cantor? Como assim?". Ele encheu os pulmões e atacou os últimos versos de *Turandot*, de Giacomo Puccini.

E assim conheci o doutor Cantoni – e recuperei a voz que lentamente me abandonava há trinta anos.

Obrigado, colega.

(Ops! Desculpe, eu não sou médico!)

MOACYR FRANCO

PREFÁCIO
A MÚSICA ANCESTRAL

> "E aqueles que foram vistos dançando foram julgados loucos por aqueles que não podiam escutar a música."
> — FRIEDRICH NIETZSCHE

Qual é a música que toca a sua alma, quais sons exalam do seu ser, qual melodia embala o seu sonho de realidade, qual tom faz você vibrar, qual frequência ressoa por meio de seu corpo, sua mente, seu espírito e suas emoções?

Segundo Nietzsche, em *Assim falou Zaratustra*, a humanidade vive três arquétipos: camelo, leão e criança.[1] No arquétipo do camelo estão todos aqueles que carregam o mundo nas costas, que se orgulham de serem sofredores, que vivem a reclamar do fardo e continuam pedindo mais peso para carregar ao longo de seus dias de sofrimento nesta

---

1 NIETZSCHE, F. **Assim falou Zaratustra**: um livro para todos e para ninguém. São Paulo: Companhia de Bolso, 2018.

terra, o que remete a muitas teorias sobre o ser humano pecador que carrega um *karma* pesado neste mundo de expiação e sofrimento.

Até que, em algum momento, esse espírito passa pela metamorfose do camelo para o leão, e muda de sofredor para guerreiro. Passa a querer enfrentar o mundo. São os missionários da luz, os soldados do bem, os guardas da moral, os batalhadores dos valores que lhe cabem, lembram as pessoas que vivem a dizer que a vida é uma guerra, que estão prontos para "matar três leões por dia".

E assim é. A partir da forma como idealizamos a vida, ela se mostra para nós em cocriação de novas realidades que repetem sempre os nossos valores, conceitos e crenças limitantes.

Nossa palavra, nossa voz, a maneira como impostamos a voz, nosso timbre, e o que comunicamos ao mundo diz muito sobre quem somos e o que esperamos da vida. Somos adestrados a viver segundo padrões de comportamento e crenças que já vêm de nossos pais, avós, ancestrais. Ou seja, está em nosso DNA, e também nos valores das religiões, nos valores sociais que nos atravessam por meio de um inconsciente coletivo sobre o qual pouco temos consciência. Nós nos vemos presos nas amarras invisíveis dessas mesmas crenças e valores que muitas vezes acreditamos ser a verdade. Vivemos com verdades emprestadas sobre Deus, sobre a vida, sobre a espiritualidade, sobre o que é verdade, sobre como deveria ser nossa vida. Tudo isso colorido ou descolorido com as cores de traumas, medos, fobias, preconceitos, dogmas, doutrinas e mentiras repetidas em nossa mente até se solidificarem.

No livro *Ilusões*,[2] Richard Bach conta a história de um messias que em determinando momento se vê cercado de discípulos, todos

---

2 BACH, R. **Ilusões**: as aventuras de um messias inseguro. Rio de Janeiro: Record, 1977.

prontos para morrer pela verdade, prontos para se tornarem mártires, prontos para sofrer em nome de uma doutrina. Então, o messias pergunta: "Quem está pronto para ser feliz?". Ali, ninguém está em busca da própria realização, ninguém se coloca em primeiro lugar na vida.

Jesus disse "Ama o próximo como a ti mesmo", e muitos estão focados em amar o próximo, mas se esquecem de que, em primeiro lugar, devem aprender a amar a si mesmo. Jesus também afirma que o reino pertence às crianças, e nós imaginamos que crescer é a arte de perder-se de si mesmo, que crescer é a arte de perder o reino. No entanto, Jesus utiliza uma linguagem muito simbólica, de reconhecer que o reino pertence a quem mantém em si mesmo a pureza da criança, que representa o que há de mais inteiro, de mais puro entre a manifestação de alma, espírito, corpo, mente e emoções.

Essa retidão com a própria verdade, a isenção de verdades alheias, a inocência da criança que nada julga e tudo acolhe com amor é igual à espiritualidade que nos ama e acolhe incondicionalmente. Por isso, a criança é o terceiro arquétipo de Nietzsche; quando você supera o camelo sofredor e o leão que só quer guerra, e entende a dança da vida que o atravessa em sua pureza de criança, encontra os sons da sua alma. Nesse lugar está a pessoa chamada de místico, quando todo seu ser se torna oco como uma flauta, na qual o sopro divino passa e exala a música das esferas celestiais.

Quando encontramos essa pureza, tudo se torna amor incondicional, tudo se torna música, e toda a vida passa a ser uma dança. Não há mais sofrimento, apenas um grande aprendizado e uma grande oportunidade de expandir a sua consciência. Não há mais guerras ou disputas em sua mente, a vida passa a ser uma dança e você vai encontrando o seu ritmo, seu som, sua melodia, a frequência única que brota de sua alma.

Quais são os sons que brotam de nossa alma? Como encontrar esse lugar puro de criança? Como brincar e dançar ao som que reverbera em nosso corpo? De onde saem as notas graves e agudas? Quais chakras e centros de energia pulsam entre matéria e espírito? Quais são as glândulas que vibram do mais baixo grave em nosso chakra básico até o agudo em nosso chakra da coroa? Como os sons mexem com o corpo? Quais os tons de cura nos atravessam em potência de meditação? Quantas tradições estabeleceram a música como forma de comunicação com os deuses?

Creio que essa é a arte desenvolvida aqui neste livro por meu amigo amado doutor Luiz Cantoni, que nos ensina a despertar os sons da alma por meio de todas as notas musicais em nosso corpo.

A origem das artes se confunde com a das religiões, das espiritualidades e da magia para a humanidade. Nasceram em templos e de práticas xamânicas as danças, o canto, a música e todo um gestual ritualístico para chamar a atenção dos deuses e ancestrais. Em muitas tradições, os deuses descem à terra, possuem seus devotos, cantam, dançam e assim ensinam a sua arte como algo sagrado e divino, por meio do qual nasce a arte como expressão do divino em nossa realidade. Cleópatra, por exemplo, era tomada pela presença de Ísis; místicos hindus incorporavam os deuses; as tradições diversas de povos originários da África e das Américas falam das expressões divinas com seus cantos e rituais.

Na Kabalah hebraica, se aprende que, para invocar um anjo, você deve entoar o nome dele cantando. Pois quando você canta, é um sinal de que está evocando aquela potência sagrada em sua vida. Assim também surgem os cantos gregorianos na tradição católica, os sons guturais de mantras tibetanos, as repetições infinitas de rezas por meios de dizeres carregados de sentido que, aliados ao tom correto, por si só já trazem a potência de cura e realizações para a vida.

Os sábios das tradições ancestrais mais diversas conheciam esses segredos como uma forma de praticar a Magia do Som, que encontra nos mais diversos instrumentos musicais os recursos de sons que tocam nossa alma e despertam potências adormecidas. Como a harpa para os egípcios, o tambor para muitas tradições xamânicas da Sibéria até África, a maraca das tradições indígenas, e as músicas da alma que inspiram óperas, orquestras e sinfonias de Beethoven a Mozart – que dizia acordar com a música pronta em sua mente. Tudo isso está em nós, faz parte de quem nós somos, a música brota de nossa alma, os sons têm um poder ancestral em nossa existência humana.

Algumas pessoas dizem que nosso futuro é ancestral, que estamos redescobrindo as antigas tecnologias da alma que já tocavam saberes milenares, mas que foram guardadas em segredo quando uma nova ordem canônica começou a perseguir todas as tradições espirituais diferentes das religiões parceiras do Estado. Esses saberes tiveram que ser ocultados no mundo ocidental, e agora estamos redescobrindo como voltar a acessar valores da alma, com tecnologias que trazem a consciência para o estado presente.

A grande busca do ser humano é a consciência: estar consciente de quem somos no presente, encontrar em nós mesmos as respostas da existência e do sentido da vida. Já seguimos por muitas vidas e encarnações observando dogmas, doutrinas e valores emprestados como se fossem de nossa alma. Chamamos de voz da consciência os conselhos de nossos pais, da família, da religião, da sociedade com seus moralismos... Tudo como se fosse a nossa verdade. Nós nos punimos e nos culpamos por não conseguimos nos adequar ao modelo ou padrão estabelecido. Quando isso acontece, não estamos conscientes; estamos apenas obedientes aos modelos que não nos cabem e, ao mesmo tempo, nos reduzem a um estado de não consciência.

Não há regras que possam estabelecer o certo ou errado na vida, tudo o que fazemos de modo consciente é nosso certo, nossa verdade, e tudo o que fazemos de maneira inconsciente está fora de nossa verdade. E o que tudo isso tem a ver com a música, os sons, a voz? Estar criança é estar inteiro, estar consciente, estar totalmente presente; é encontrar a sua verdade no seu som, nos sons que vêm de sua alma, nas formas de manifestar o som por meio da voz e de instrumentos, em uma realidade que seja sagrada e divina para você.

O poder de cura do som está na presença. Quando conseguimos estar presentes, como em um estado meditativo ou de transe, começamos e encontrar o nosso som, a nossa música, como quem encontra a própria verdade na vida. Podemos brincar com mantras, com notas musicais, com os graves, os agudos, com o verbo divino que brota de nossos lábios, e observar como ressoa em nosso corpo, em nossa vida, o quanto estabelecer uma prática diária de buscar o seu som, a sua música pode conduzi-lo ao encontro de sua essência, o quanto estabelecer como hábito a busca da sua voz, de encontrar a melhor versão de si mesmo pode revelar muito de quem você é na vida. Descobrir-se por meio da arte que o atravessa é a construção de um caminho do mestrado, de se tornar o seu próprio mestre.

Ser um mestre do som, que descobre a magia oculta pelo véu de Maya, é como andar na escuridão e sentir um chamado, se deixar conduzir por essa música que dá o destino da alma no mundo. Talvez por isso, por esse poder do som, é que em Gênesis tudo começa com o Verbo Divino, quando Deus falou: "Faça-se a Luz, e a Luz se fez!". Todo o resto da criação vem depois do verbo e de seu poder gerador de luz, de criar novas realidades, de empoderar por meio do verbo.

Estudar essa arte é algo para uma vida inteira. Eu aqui, nestas poucas linhas, venho apenas para aguçar o que mais é possível nas infinitas possibilidades de vida e realidade, por meio do verbo, do som, da palavra, do canto e dos encantos. Sou apenas um encantador de gente, o que se revela também por meio da palavra carregada de poder que encanta mundos. Sou um feiticeiro do verbo que todos nós somos ao tomar consciência do poder de nossa palavra. Sou um praticante de magia que estudou o poder de realização que cada verbo tem como função, na ação que oculta ou revela os mistérios maiores ou menores como arcanos de nossa vida. Magia a ser revelada, desnuda, ao despertarmos, ao nos tornamos conscientes de quem somos na vida.

Se há uma magia poderosa de realização em nossa vida, é a magia do som e o que ela pode fazer por nós. Ao nos tornarmos cocriadores de nossa realidade, despertamos para o poder oculto na fala, portanto todo estudo possível para lapidar tal arte é um investimento seguro em novas e melhores realidades que se abrem em nosso destino. Nessa arte, o doutor Cantoni é mestre, e eu apenas um discípulo na iniciação.

Muita gratidão, que todos os deuses e ancestrais abençoem essa iniciativa.

ALEXANDRE CUMINO
Cientista da religião, escritor, pesquisador e idealizador da Espiritualidade Visceral, um caminho na arte do despertar

APRESENTAÇÃO
A GEOMETRIA SAGRADA

Quando o famoso guru internacional Deepak Chopra iniciou sua carreira mística com ensinamentos da tradição indiana sobre meditação, respiração e outras técnicas para trazer saúde e integração entre corpo e mente, foi criticado e até ridicularizado pelos médicos e acadêmicos de Harvard. Ironicamente, Chopra também é médico pela tão importante universidade localizada nos Estados Unidos.

Décadas se passaram até que a ciência finalmente demonstrasse, por meio de resultados de pesquisas, que muito daquilo que Chopra trazia de conhecimento ancestral da cultura indiana tinha fundamento na manutenção e no restabelecimento da saúde. Hoje em dia, o próprio departamento de pesquisa em Neuromedicina de Harvard tem feito e publicado muitos estudos sobre meditação, respiração, os benefícios de pisar descalço na grama, entre outras temáticas, provando que tais atos trazem benefícios à saúde física e mental.[3]

---

3 PUBLICATIONS. **Meditation Research Program - Harvard Medical School**. Disponível em: https://meditation.mgh.harvard.edu/publications/. Acesso em: 7 out. 2024.

O próprio Deepak Chopra atualmente tem alguns livros publicados em parceria com o chefe do departamento de Neurologia de Harvard, Rudolph Tanzi, como a obra *The Healing Self*.[4] Nesse livro, é demonstrado que praticar meditação, mesmo que poucos minutos por dia, gera um aumento significativo, na casa de 20%, dos níveis de serotonina e outros marcadores de bem-estar, além de diminuir os níveis de cortisol, o hormônio do estresse.

Esses fatos ilustram a coragem de trazer à tona, mesmo desafiando o *statu quo*, técnicas milenares e saberes ancestrais indianos e de outras culturas tradicionais, cuja eficácia era conhecida e evidenciada quando ainda não se tinha comprovação pela ciência ocidental moderna. É possível integrar Ocidente e Oriente, estando à frente de seu tempo.

Essas características servem para demonstrar como o doutor Luiz Cantoni precisou vencer preconceitos, estar à frente de seu tempo e ter a coragem de juntar o conhecimento científico e sua formação como médico em busca de conhecimentos ancestrais.

Arrisco dizer que Cantoni ainda traz um elemento a mais, que certamente contribui para que sua técnica e seus métodos sejam únicos: o fato de ser músico e conhecedor profundo das notas musicais além da teoria. Por ter ouvidos e voz treinados, ele se diferencia de qualquer outro em seu campo de atuação. Quando juntamos a isso conhecimentos da geometria e matemática, cujos saberes compreendem inclusive a formação das notas musicais, da acústica gerada naturalmente no corpo humano e de toda a geometria sagrada envolvida, ampliamos o estudo de campo de maneira exponencial.

---

4 CHOPRA, D.; TANZI, R. E. **The Healing Self:** A Revolutionary New Plan to Supercharge Your Immunity and Stay Well for Life. Nova York: Harmony, 2020.

Tive a honra de contar com o doutor Cantoni conduzindo uma dinâmica sobre música, voz e chakras, durante a imersão "Philosofia, Geometria e Consciência", em 2022, o que confirmou na prática para muitos participantes o que eu já havia vivenciado: a possibilidade de profunda transformação e compreensão da voz como instrumento de autoconhecimento e evolução da consciência.

E aqui está o que entendo como mais profundo, especial e único no método que o autor apresenta neste livro e em sua prática: a geometria do som que ocorre por meio das cavidades de nosso corpo quando utilizamos, conscientes e sábios, o instrumento da voz para nos comunicar, nos expressar ou mesmo cantar. Não me parece coincidência que a fisiologia humana seja constituída de linguagem e expressão vocal – o que mais difere o ser humano de outras espécies de animais e o motivo que possibilitou nossa evolução e consciência.

A relação entre quadrado, triângulo e círculo na voz e na formação de nossa expressão, somada às buscas matemáticas e alquímicas de enquadramento do círculo e ao desafio de encontrar o círculo de área igual à de um quadrado apenas utilizando régua e transferidor – que, por pelo menos cinco séculos, era considerado um desafio matemático e geométrico impossível e que, apenas nos últimos anos, veio a ser descoberto pelo gênio polímata Robert Grant,[5] que apresentou várias maneiras de fazê-lo –, me mostra que a elevação da consciência coletiva da humanidade é evidente em vários campos e áreas.

---

5 ROBERT Edward Grant. Disponível em: https://robertedwardgrant.com. Acesso em: 20 set. 2024.

Mais uma vez, não me parece coincidência o fato de na mesma época o doutor Cantoni, aqui no Brasil, começar a tornar públicas suas descobertas em relação ao análogo fenômeno em nosso corpo na forma como o ar se propaga e compõe os sons mais puros, afinados, verdadeiros e potentes, quando esse processo é feito conscientemente.

Fascina-me olhar essas "coincidências" e ter a certeza de que é preciso ousar, acreditar na voz interior e integrar os saberes ocidentais e orientais para poder se aproximar da verdade, da cura, da essência. É isso o que vejo no doutor Cantoni, tanto em suas práticas médicas – fui seu paciente, e ele me operou de desvio de septo – quanto em suas práticas terapêuticas, holísticas e docentes.

Sou testemunha de como os métodos e saberes do doutor Cantoni são efetivos em alinhar a voz interior com aquela que se manifesta no exterior. Após passar por algumas práticas, me vi com maior potência de voz, ainda mais confiante e recebendo retornos positivos de como minhas palestras, aulas e falas estavam tocando corações e mentes, trazendo força e vibração. Sinto que, ao alinhar minha voz interna, pude me aproximar um pouco mais de minha essência, de minha verdade, de meu Eu superior, de meu sonho. Pude dar voz aos meus sonhos com mais confiança, e isso, como apresento no livro *A era da integridade*,[6] é uma forma de se definir íntegro, ou seja, pensar, sentir, falar e fazer em congruência.

---

6 LUCAS, L. F. **A era da integridade: homo conscious – a próxima evolução**: o impacto da consciência e da cultura de valores para encontrar propósito, paz espiritual e abundância material na sua vida pessoal, profissional e na sociedade. São Paulo: Gente, 2020.

Minha especialidade e meu campo de estudo me mostram que é fundamental, no caminho de integridade de cada indivíduo, que façamos uma integração de coração e mente, de gerenciamento do estresse e de união com a natureza, para compreender a relação de nosso ego com a consciência e possibilitar a escrita de nossa jornada de herói. Sem um alinhamento de voz, da potência interior de cada um, isso se torna muito mais difícil.

Liderar, comunicar, fazer a diferença são atos que pedem esse alinhamento interno, geométrico por essência, que, pela intenção e consciência, nos traz para o centro de nós mesmos e nos possibilita, enfim, levar a nossa voz ao mundo com integridade.

LUIZ FERNANDO LUCAS

Advogado com MBA em Administração e Marketing, palestrante, escritor e CEO da Awake Health Park. Com mais de vinte e cinco anos de carreira, é conselheiro de empresas e diretor do Ciesp, além de ativista e fundador do Instituto Acordem e Progresso. Saiba mais em: https://fernandolucas.com.br/

INTRODUÇÃO
A ALQUIMIA DA VOZ

A voz é um instrumento de trabalho de todo ser humano, e por isso a saúde vocal deve ser estudada, explorada e cultivada por todos.

Imagine a angústia de um palestrante que perde quase totalmente a voz após trabalhar em uma imersão de quarenta horas intensas. Ou de um cantor que fica afônico ao final de cada apresentação. Quem sabe um artista com agenda lotada que chega a 235 shows ao ano e viagens para diferentes estados em um único final de semana. Ou então você, com sua rotina atribulada, também pode perceber diminuição da potência vocal ou até mesmo um dia simplesmente acordar sem voz.

Ao longo dos anos, além dos estudos médicos, me aprofundei em novos instrumentos terapêuticos que surgiram para complementar a abordagem tradicional, resultando em um método holístico de saúde vocal – que deve ser seguido por todos que se preocupam com o tema –, que inclui manutenção, regeneração, reabilitação e recuperação da voz. É isso que vou apresentar a você neste livro.

Antes de avançar para o detalhamento do método, quero me apresentar: meu nome é Luiz Alian Cantoni, sou médico otorrinolaringologista e mestre em distúrbios da comunicação, além de músico, cantor e ator. Também sou especialista em yoga, massagem ayurvédica e inteligência emocional. Atualmente estudo meditação, mantras e espiritualidade.

Antes de me tornar médico, minha jornada de aprendizado começou na Casa da Cultura, em Joinville (SC), em 1980. Lá, aprimorei meus talentos artísticos em piano, canto coral e artes cênicas, o que me permitiu participar de orquestras, apresentações teatrais e festivais. Depois me mudei para Guarulhos (SP), onde explorei minha paixão como artista atuando como ator em um grupo teatral escolar, fazendo solos em cerimônias de casamento e tocando e cantando com diversas bandas em uma variedade de festas e eventos.

A primeira banda da qual participei, em 1987, se chamava Agá. Tocávamos músicas autorais estilo pop rock nas escolas e festas da cidade. Na mesma época, integrei o Grupo Liverpool, que tocava composições dos Beatles. No total, éramos oito músicos. Fazíamos participações em festas, eventos e cerimônias, e até no evento anual da Embaixada Britânica.

Naquele tempo, eu tinha uma rotina dupla: durante o dia, trabalhava no centro automotivo da minha família; à noite, dava luz à minha paixão artística. Esse ritmo intenso me deixava frequentemente rouco no final de cada dia, especialmente quando eu cantava sozinho em algum evento. Muitas vezes, levava uma semana inteira para recuperar a voz.

Percebi, então, que os artistas que mantinham a voz, mesmo com atuações diárias, tinham um preparo físico que eu ainda não havia desenvolvido. A sensação era de impotência profissional e preocupação.

Além disso, meu nariz vivia congestionado, em razão de muitas crises de rinite e sinusite, o que causava instabilidade na qualidade da minha voz. Era necessário muito esforço para cantar e, mesmo assim, nem sempre a voz vinha forte. Algumas vezes, eu chegava a cuspir sangue, acredita? Também havia o fato de eu não gostar da minha emissão vocal em gravações, pois sabia que não representavam aquilo que eu admirava nos ídolos, tampouco agradava o meu ouvido crítico de músico. Eu desafinava e percebia que me encontrava sempre no limite da capacidade. Assim, não conseguia sentir prazer artístico e me cobrava por resultados melhores frequentemente.

Havia outro fator predominante nessas limitações: eu quase morri ao nascer. Sim, em razão de uma infecção hospitalar, sofri uma parada cardiorrespiratória, fui levado à Unidade de Terapia Intensiva (UTI), passei por reanimação e fui intubado. Por causa disso, durante toda a infância, eu perdia facilmente o fôlego e ficava roxo em caso de nervosismo.

Eu sabia dos meus limites e, na juventude, a vida artística foi constantemente desafiada pela condição física. Eu nunca deixaria de ser artista, mas poderia buscar respostas para essas limitações na faculdade – como sugeriram meus pais, Luiz e Isabel, e meus avós, Alian, Celia, Luiz e Valdereza, bem como meus melhores amigos – e ainda ajudar outras pessoas.

Com esse propósito, em 1992 ingressei na Faculdade de Medicina de Mogi das Cruzes, no estado de São Paulo. Durante esse período, equilibrei a vida acadêmica com atividades extracurriculares como artista e atleta. Eu ainda me apresentava com bandas nos fins de semana. Ao lado de amigos, fundamos a Doutores do Rock e tocamos muitas vezes nas festas da universidade.

Foi nessa época também que conheci um amor puro, pautado em liberdade, respeito e admiração, uma amizade que se transformou em romance. Conversar, contemplar qualidades e aprender com a visão do outro se tornaram pontos de uma forte conexão. Monique virou uma referência profunda e muito importante para mim, encontrei nela a minha alma gêmea, namorada e amiga. E o futuro nos reservava coisas lindas: como uma maravilhosa família e nossos três filhos, Bruno, Lucca e Pedro.

Mas voltemos à época da faculdade. Nesse período eu ainda sentia que minha restrição respiratória nasal me levava rapidamente à exaustão física. Apesar disso, eu não me deixava abalar. Pelo contrário, fui incentivado por colegas e professores da faculdade a expandir os meus conhecimentos, especialmente por meio de um curso extracurricular em Neurolinguística, cujas técnicas me auxiliaram a assimilar informações da formação médica de maneira multissensorial.

Mais tarde, enquanto eu fazia residência médica em Otorrinolaringologia na Clinorl, em São Paulo, minha rotina mudou completamente. Eu passava a maior parte do tempo sentado em atendimento pressionado pela responsabilidade e cobrança e ainda tinha uma família em crescimento. Isso culminou em um episódio de trombose de veia subclávia no pescoço. Na época, eu pesava 128 quilos, tinha três filhos pequenos e minha esposa, recém-formada, estava fazendo residência médica em Pediatria. Sem conseguir trabalhar por seis meses, entrei em depressão profunda.

Eu sabia da necessidade de me recuperar e seguir com as atividades, mas também tinha consciência de que muita coisa na minha vida precisava mudar.

Além da medicina tradicional – com os vasodilatadores e anticoagulantes receitados por um cirurgião vascular –, busquei terapeutas

A voz é um instrumento de trabalho de todo ser humano, e por isso a saúde vocal deve ser estudada, explorada e cultivada por todos.

ALQUIMIA DA VOZ
@DR.LUIZCANTONI

holísticos que me trouxeram novos conhecimentos. Aderi à alimentação macrobiótica e meditação, indicações de uma professora de canto que também era enfermeira e de um curandeiro. Ainda, recebi cuidados com cristal de obsidiana, rezas e passes espirituais.

Minha voz também sofreu nesse período e senti um chamado para cuidar dela e dar assistência às pessoas que têm a voz como ferramenta de sobrevivência.

Em paralelo, eu já trabalhava com equipamentos de diagnóstico com fibra óptica e câmeras de última geração. Passei a fazer autoexames, às vezes por horas, analisando o que restringia a minha capacidade vocal. Desde a primeira análise, pude perceber sequelas da intubação de quando era recém-nascido. A cartilagem de uma prega vocal havia ficado com uma ponta que tocava a mucosa da outra prega vocal, "espetando-a". Outro achado foi o desvio septal em esporão, que obstruía completamente uma das narinas, provocando dores de cabeça e espirros a qualquer mudança de temperatura ou na presença de algum irritante no ar.

Ao confirmar os diagnósticos, eu já sabia o que fazer: operar. Mesmo assim, procurei outras opiniões, e todas foram unânimes com relação ao tratamento. Eu tinha consciência de que minha voz mudaria e de que não havia nada a ser feito a respeito dessa alteração na prega vocal.

Após passar pela cirurgia, todas as orientações de professores de canto e fonoaudiólogos começaram a fazer mais sentido, e eu as segui com afinco. Entretanto, ainda sobraram algumas limitações físicas que me levaram a reavaliar o que faltava para uma recuperação completa. Havia mais a ser descoberto e superado. Eu me sentia motivado a buscar cada vez mais conhecimento e compreensão a respeito da saúde vocal.

Passar por essa experiência me trouxe maturidade vocal e auditiva, proporcionando segurança para o meu processo de reabilitação também como terapeuta. Comecei a valorizar a qualidade da minha voz e a perceber que o timbre é reflexo da identidade. Com tudo isso em mente, quero mostrar a você, neste livro, que há mais coisas entre o céu e a terra do que *canta* a nossa vã filosofia. A partir do próximo capítulo, vamos juntos descobrir como uma visão holística pode auxiliar na sua voz.

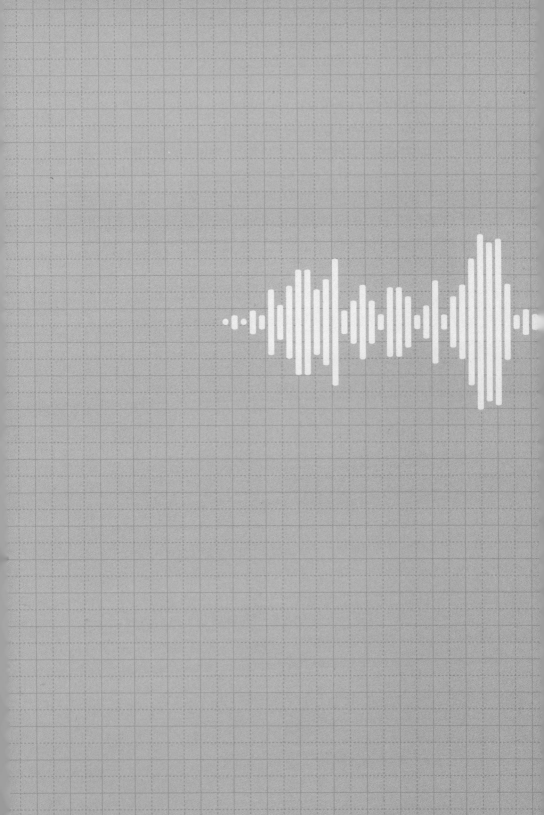

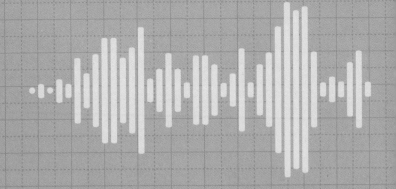

1.
INTEGRAÇÃO DE CORPO, MENTE E ESPÍRITO

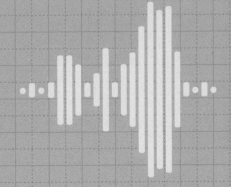

O corpo humano não é estático; ele se desenvolve por meio de um ciclo natural que inclui, inevitavelmente, enfrentar traumas, conflitos e dificuldades. Esses desafios são partes essenciais do processo de crescimento físico e emocional. Se perguntássemos a todas as pessoas sobre sua saúde mental, é provável que muitas mencionassem algum tipo de conflito ou dificuldade, especialmente em suas relações interpessoais. Essas dificuldades, no entanto, raramente são reconhecidas como problemas de saúde física. A maioria das pessoas não percebe que esses traumas relacionais, se não forem resolvidos, podem impactar profundamente a saúde como um todo.

Na sociedade, é comum que as pessoas não reconheçam a necessidade de ressignificar ou lidar com esses traumas como uma forma de restabelecer a saúde física plena. Isso ocorre porque a maioria não entende que há uma forte conexão entre corpo e mente. Para alcançar tal equilíbrio, é preciso dominar a arte de aprender, um processo que é aplicável a qualquer terapia, incluindo a terapia da voz. Esse processo, embora inerente à natureza humana, exige uma paciência que muitos não têm. Ele envolve etapas como ouvir, escrever com a própria letra o que foi ouvido, ler silenciosamente, ler em voz alta e, finalmente, falar de olhos fechados sem ler.

Entretanto, infelizmente, muitos pacientes não seguem corretamente os exercícios prescritos pelos terapeutas, subestimando sua importância. Essa subestimação leva à falta de motivação, que, por sua vez, resulta na interrupção do tratamento. Essa cadeia tem um impacto significativo na capacidade de cura, pois o tratamento contínuo e a dedicação aos processos terapêuticos são fundamentais para se obter resultados positivos e duradouros na terapia da voz.

Além disso, existe outro obstáculo significativo: a relação direta entre a consciência e a atitude. Por exemplo, se você vai à academia duas vezes por semana, mas duvida da eficácia dos exercícios que está realizando, buscando opiniões de terceiros ou se distraindo com informações da internet, sem antes respeitar o tempo necessário para que os resultados apareçam, a transformação física desejada dificilmente ocorrerá. A verdade é que o resultado físico depende da relação mente-corpo e da persistência na atividade, mesmo quando surgirem sensações físicas de desconforto ou rejeição.

Essa falta de compromisso e consistência é uma barreira comum que impede muitas pessoas de alcançarem seus objetivos de saúde. A forma como nos relacionamos com os outros reflete diretamente nossa relação conosco. Se estamos sempre julgando e deixando de compreender as outras pessoas, provavelmente estamos fazendo o mesmo conosco. O modo como nos comportamos no ambiente familiar ou como lidamos com certos membros da família também revela o nosso nível de saúde mental e emocional.

Infelizmente, muitos pacientes são tratados exclusivamente com base em seus sintomas físicos, desconsiderando aspectos cruciais como história de vida, emoções e espiritualidade. Esse enfoque reducionista na medicina tem levado à supermedicalização da vida humana, com a dependência excessiva de medicamentos e tecnologias, negligenciando a abordagem holística e integrativa da saúde. Esse problema é exacerbado pela fragmentação da prática médica, em que a hiperespecialização em áreas como Cardiologia,

A maioria não entende que há uma forte conexão entre corpo e mente. Para alcançar tal equilíbrio, é preciso dominar a arte de aprender, um processo que é aplicável a qualquer terapia, incluindo a terapia da voz.

ALQUIMIA DA VOZ
@DR.LUIZCANTONI

Oncologia e Neurologia muitas vezes ocorre em detrimento de uma visão integral do ser humano.

Essa hiperespecialização, claro, trouxe avanços significativos em áreas específicas da medicina, mas tem seu custo. A fragmentação do conhecimento e da prática médica impede que os profissionais de saúde considerem o paciente como um todo. Ao focarem apenas partes específicas do corpo ou certos aspectos da saúde, muitos médicos acabam negligenciando a interconexão vital entre os diferentes sistemas do corpo humano e entre corpo, mente e espírito. O atual sistema de saúde, por exemplo, com sua ênfase na especialização, muitas vezes falha em fornecer essa visão holística, exacerbando os problemas ao tratar somente os sintomas de modo isolado.

Isso tudo se reflete no tratamento dos pacientes, que muitas vezes são obrigados a transitar entre diferentes especialistas, cada um focado em certo aspecto limitado da saúde, em vez de receberem cuidados de uma equipe multidisciplinar que ofereça uma visão completa e abrangente do seu estado de saúde. Mesmo com o tratamento médico mais avançado, se os pacientes não estiverem dispostos a fazer as mudanças necessárias para melhorar a própria saúde, o resultado pode ser insatisfatório, já que o sucesso da cura depende tanto da atitude e da disposição do paciente quanto da competência técnica dos profissionais.

Em outras palavras, essas questões indicam que a verdadeira saúde reside não apenas na ausência de sintomas, mas na integração de corpo, mente e espírito e na disposição de cada indivíduo em assumir a responsabilidade pelo próprio processo de cura.

Para que haja uma mudança real, é necessário repensar o modo como enxergamos a saúde e o bem-estar. Precisamos considerar que cada aspecto da vida de uma pessoa – suas relações, suas emoções, seu histórico de vida – contribui para a condição de saúde. A falta de integração entre esses elementos na prática médica moderna é um dos maiores problemas enfrentados atualmente, amplificado pela crescente dependência de medicamentos e intervenções tecnológicas, que, embora importantes, muitas vezes não abordam as causas subjacentes das doenças e dos problemas de saúde.

Repito: a verdadeira saúde não é simplesmente a ausência de doenças, mas um estado de equilíbrio e harmonia entre o corpo, a mente e o espírito. E para alcançar esse estado, é necessário um enfoque holístico que leve em consideração todos os aspectos da vida de uma pessoa. Isso inclui não só tratar sintomas físicos, mas também cuidar da saúde emocional, mental e espiritual. Apenas quando abordarmos a saúde de modo integral poderemos resolver os problemas profundamente enraizados em nosso sistema de saúde.

Está pronto para começar a terapia da voz?

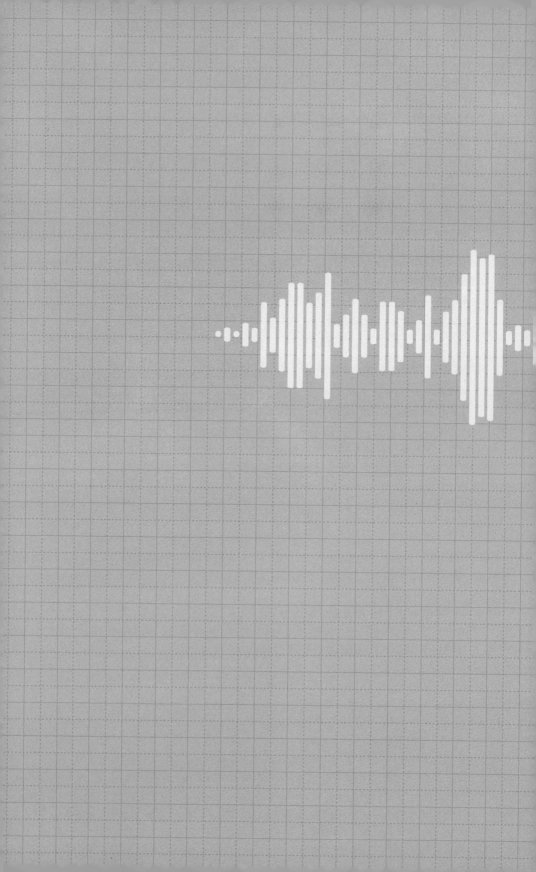

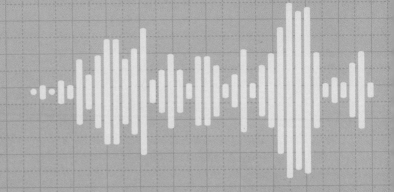

2.
O QUE TEM AFETADO A SUA VOZ?

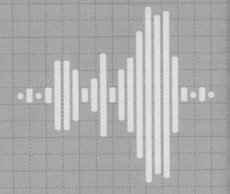

Os problemas descritos no capítulo anterior não são meras abstrações teóricas; eles têm impacto direto e profundo no cotidiano das pessoas. A dificuldade em reconhecer traumas relacionais como problemas de saúde leva muitos a viverem em um estado constante de conflito, sem perceber o impacto gerado em seu bem-estar. Por exemplo, alguém que lida com conflitos familiares recorrentes pode experimentar altos níveis de ansiedade, estresse e uma sensação de esgotamento constante. Essas emoções negativas frequentemente se manifestam na parte física, causando dores de cabeça, problemas digestivos, fadiga e até mesmo alterações na voz. No entanto, raramente se faz a conexão entre esses sintomas físicos e a saúde emocional.

A falta de paciência para seguir processos terapêuticos contribui significativamente para essa situação. Muitas pessoas entram em um ciclo de tentativas e falhas, em que a ausência de progresso visível leva à frustração e, eventualmente, ao abandono do tratamento. Esse ciclo vicioso alimenta sentimentos de desânimo e desesperança, tornando ainda mais difícil quebrar o padrão e alcançar a verdadeira cura.

A saúde deve ser entendida como um sistema complexo e interligado. Ela deve ser vista como um círculo de interação entre corpo, mente e espírito, que se reflete nas relações sociais, no ambiente em que vivemos e até mesmo na conexão com a natureza. A falta de equilíbrio entre esses elementos impacta todo o ecossistema.

A saúde deve ser entendida como um sistema complexo e interligado. Ela deve ser vista como um círculo de interação entre corpo, mente e espírito.

ALQUIMIA DA VOZ
@DR.LUIZCANTONI

Se está realizando uma atividade física, seja musculação, yoga, acupuntura ou massagem, mas sua mente está em desacordo com o que você está fazendo, isso é prejudicial, pois não é apenas a atividade física que importa, mas a intenção com a qual a fazemos. Ademais, a busca incessante por resultados rápidos, sem o devido compromisso e paciência, leva à insatisfação com o próprio corpo e à construção de uma autoimagem distorcida. Esses sentimentos podem se estender a outros aspectos da vida, como o trabalho e as relações sociais, nos quais a pessoa se sente inadequada ou constantemente em falta.

Outro lugar que deveria ser um espaço de refúgio e apoio muitas vezes se transforma em um campo de batalha emocional: o ambiente familiar. As discussões frequentes, a falta de entendimento e a incapacidade de se comunicar com sucesso criam um clima de tensão constante que afeta todos os envolvidos. A comunicação eficaz, pautada em intenções claras, é crucial para alcançar a harmonia e a integração nos nossos relacionamentos, sejam eles familiares, profissionais, amorosos ou entre amigos.

Além do ambiente familiar e do que está ao alcance do indivíduo, há um impacto significativo gerado no ambiente de trabalho. A pressão constante para alcançar resultados e a falta de reconhecimento do esforço individual podem levar ao esgotamento e ao desenvolvimento de problemas de saúde relacionados ao estresse. A ausência de um ambiente de trabalho saudável, que valorize tanto o bem-estar físico quanto o emocional, é um dos principais fatores que contribuem para a deterioração da saúde em geral.

Vê como situações desse tipo não somente agravam a saúde mental como podem levar a comportamentos autodestrutivos, como o isolamento, a agressividade ou até mesmo a dependência de substâncias? Essas dificuldades impactam a saúde física e emocional e criam um círculo vicioso de negatividade difícil de quebrar sem uma intervenção consciente e direcionada. O ambiente de superabundância de informações em que vivemos hoje agrava esse quadro, tornando essencial a habilidade de selecionar e integrar conhecimentos de maneira consciente e coerente.

Outro triste exemplo de como esses problemas se manifestam é a relação entre o corpo e a mente no contexto da saúde vocal. A voz é uma extensão direta do nosso estado emocional e físico. Quando uma pessoa está sob estresse, ansiosa ou deprimida, isso se reflete na qualidade da sua voz. Ela pode soar tensa, fraca ou até mesmo falhar em momentos de maior pressão. E como muitas outras questões de saúde, esse aspecto é frequentemente ignorado ou tratado apenas de maneira superficial, sem abordar as causas emocionais subjacentes.

É essencial entender que esses problemas estão interconectados. Eles fazem parte de um ecossistema que afeta todos os aspectos da vida de uma pessoa. Reconhecer e identificar essas questões no cotidiano é o primeiro passo para abordar a saúde de modo holístico e integrado. Dar esse passo requer uma mudança de paradigma, no qual passamos de uma abordagem fragmentada para uma visão completa do ser humano, que deve considerar todos os fatores que contribuem para a saúde e o bem-estar.

A verdadeira solução para esses problemas de saúde começa com a conscientização. Precisamos estar atentos às maneiras como tais desafios se manifestam em nossa vida e na vida das pessoas ao nosso redor. Isso inclui prestar atenção aos sinais de estresse, ansiedade e esgotamento, tanto no corpo quanto na mente, e entender que esses alertas são indicativos de problemas mais profundos que precisam ser abordados de maneira integrada. Só assim podemos quebrar o círculo vicioso de negatividade e promover uma saúde verdadeiramente holística.

Os exercícios vocais e de respiração desempenham um papel importante nesse processo. Quando praticados de modo consciente, eles ajudam a desacelerar o ritmo mental e físico, proporcionando uma pausa para o corpo e a mente, essencial para quebrar o ciclo de negatividade. A respiração controlada, por exemplo, ativa o sistema nervoso parassimpático, que reduz o estresse e promove o relaxamento. Na mesma linha, o uso consciente da voz, através da ressonância e da articulação dos sons, contribui para liberar tensões emocionais acumuladas.

Além disso, esses exercícios ajudam a focar a atenção no presente, fundamental para interromper padrões automáticos de pensamentos negativos. Ao reconectar corpo e mente, o indivíduo se torna mais consciente de seus estados internos e aprende a identificar e dissolver os bloqueios emocionais que perpetuam o ciclo de negatividade. Dessa forma, a prática constante dos exercícios vocais pode promover uma reconexão com o próprio corpo e as emoções, levando a maior clareza mental e equilíbrio emocional.

A integração da medicina moderna com práticas tradicionais e conhecimentos ancestrais também pode desempenhar um papel importante na resolução de problemas de saúde. Por exemplo, a aplicação de terapias complementares, como acupuntura, fitoterapia, yoga e meditação, tem o potencial de ajudar a equilibrar o corpo e a mente, promovendo uma recuperação mais completa e sustentável.

Outra prática que vem ganhando destaque é a medicina integrativa, que busca unir a ciência moderna aos conhecimentos tradicionais e holísticos. Essa abordagem não somente proporciona a

Ao reconectar corpo e mente, o indivíduo se torna mais consciente de seus estados internos e aprende a identificar e dissolver os bloqueios emocionais que perpetuam o ciclo de negatividade.

ALQUIMIA DA VOZ
@DR.LUIZCANTONI

cura física como também aborda questões emocionais e espirituais muitas vezes ignoradas pela medicina convencional. Ao tratar o ser humano como um todo, a medicina integrativa oferece uma solução mais abrangente para os problemas de saúde que enfrentamos.

E, claro, a educação em saúde também é um fator crucial. As pessoas precisam ser informadas e capacitadas para tomar decisões conscientes sobre a própria saúde – como o reconhecimento de sinais e sintomas de desequilíbrios e a compreensão das opções de tratamento disponíveis. Somente através da educação podemos empoderar os indivíduos a assumirem a responsabilidade pelo próprio bem-estar – e pela saúde vocal.

Depois de tudo o que vimos neste capítulo, quero que reserve alguns minutos e se pergunte: "Será que eu estou deixando de olhar para os sinais do meu corpo?"; "Será que minha voz está perdendo o poder por conta de problemas de saúde que estão sendo ignorados?".

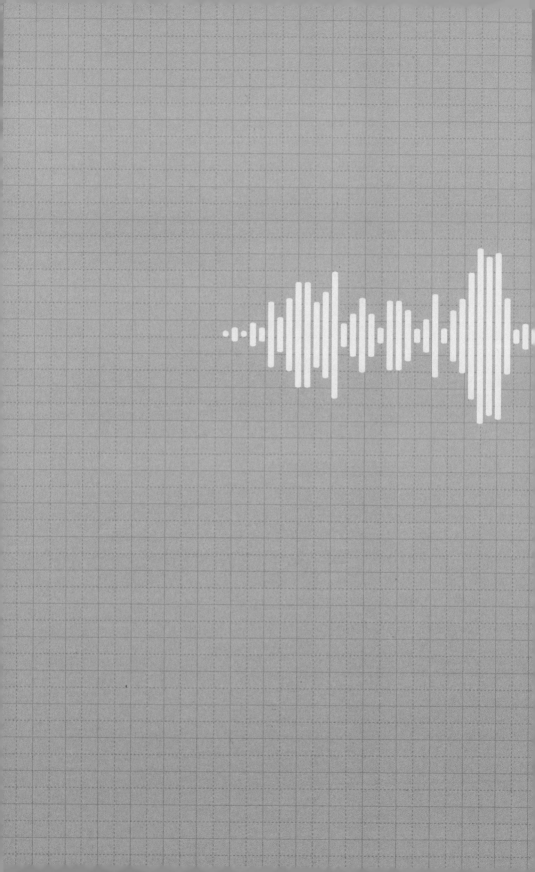

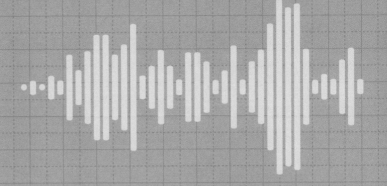

3.
MEDICINA TRADICIONAL, INTEGRATIVA E ANCESTRAL[7]

---

7 Esse título faz referência ao livro *O antigo segredo da Flor da Vida*, de Drunvalo Melchizedek, publicado pela Pensamento, em 2009. (N. A.)

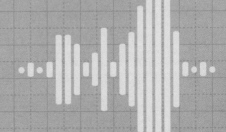

A história da medicina revela muito sobre as causas profundas dos problemas de saúde que enfrentamos hoje. Desde a Grécia Antiga, quando a área era vista como uma arte e os médicos atuavam como filósofos, até os dias atuais, a medicina passou por inúmeras transformações. Hipócrates, considerado o pai da medicina moderna, foi pioneiro ao propor que as doenças eram fenômenos naturais, afastando-se das explicações sobrenaturais predominantes em sua época.

Durante a Idade Média, esse campo esteve fortemente influenciado pela religião, e os médicos costumavam ser padres ou monges. Naquela época, estudar anatomia era considerado uma heresia, e muitos fenômenos, como convulsões epilépticas, eram atribuídos à possessão demoníaca. Somente com o Renascimento a medicina começou a se afastar desses dogmas religiosos e a depender mais da ciência. Artistas e pensadores da época questionaram a visão restrita da religião sobre a cura e buscaram resgatar uma visão integrada da natureza e do coletivo.

Nos séculos XIX e XX, a medicina se tornou cada vez mais científica, com o desenvolvimento da anatomia patológica, a descoberta dos anestésicos e o entendimento das doenças infecciosas. Esses avanços proporcionaram um progresso notável no diagnóstico e no tratamento de doenças. Por outro lado, contribuíram para a fragmentação da medicina em especialidades cada vez mais restritas. Em outras palavras, embora esses avanços tenham trazido muitos

Essa fragmentação é uma das causas dos problemas de saúde que enfrentamos hoje, pois impede uma visão integral do paciente e dificulta a compreensão de como os diferentes aspectos do corpo, da mente e do espírito estão interligados.

ALQUIMIA DA VOZ
@DR.LUIZCANTONI

benefícios, também levaram à hiperespecialização, que fragmentou a visão do ser humano e reduziu a medicina a uma série de partes desconectadas. Essa fragmentação é uma das causas dos problemas de saúde que enfrentamos hoje, pois impede uma visão integral do paciente e dificulta a compreensão de como os diferentes aspectos do corpo, da mente e do espírito estão interligados.

O conhecimento ancestral, que considerava o ser humano em sua totalidade, também foi gradualmente suprimido pelo avanço da ciência moderna. Na contramão, estudos recentes em campos como a Epigenética e a Constelação Familiar Sistêmica, de Bert Hellinger, sugerem que as experiências de antepassados podem influenciar a saúde e o comportamento.[8] Esses estudos mostram que os comportamentos e os ambientes em que vivemos podem causar alterações que afetam o funcionamento dos nossos genes. Com base neles, destacamos a importância de reconhecer a história de nossa linhagem para compreender plenamente nossa condição de saúde.

A medicina moderna, apesar de seus avanços, muitas vezes falha em fornecer a visão integrada do ser humano. Isso ocorre porque ela se concentra demais nos sintomas individuais e não aborda as causas profundas enraizadas na história, na herança ancestral e na interação constante entre corpo, mente e espírito. Essa desconexão impede que alcancemos uma compreensão completa do ser humano e de suas necessidades.

---

8 MURRAY, W. What Family Constellation Therapy Can Reveal About Intergenerational Trauma (and Abuela in "Encanto"). **Thriveworks**, 28 jan. 2022. Disponível em: https://thriveworks.com/blog/family-constellation-therapy-intergenerational-trauma-encanto/. Acesso em: 7 out. 2024.

Com o avanço da tecnologia e a fragmentação da medicina em várias especialidades, a responsabilidade do médico de manter o equilíbrio tornou-se uma tarefa cada vez mais complexa. Cabe ao médico reconhecer a complexidade do corpo humano e ter uma postura coerente e crítica diante das informações recebidas e utilizadas (distinguir a verdade do engano, por exemplo). Além disso, ele deve estar ciente de suas limitações de conhecimento e adotar uma postura de humildade em relação à sua responsabilidade de guiar as pessoas em busca de saúde e bem-estar.

Vemos um movimento diferente nos dias atuais, quando estamos passando por uma grande transformação em diversos níveis. Muitos indivíduos procuram se conectar com seu propósito de vida e sua espiritualidade em busca de uma compreensão mais profunda de si mesmos e do mundo. Nesse cenário, a medicina integrativa vem ganhando destaque, unindo várias abordagens – tanto a medicina convencional quanto terapias complementares – com o objetivo de tratar o paciente de modo completo, considerando suas dimensões física, emocional, mental e espiritual.

Para compreender a condição humana em sua totalidade, é crucial entender como o desenvolvimento da mente pode espelhar o desenvolvimento físico, já que ambos são frutos de relações e aprendizados. É preciso cultivar a mente de maneira construtiva, assim como cultivamos o corpo, pois cada ação, pensamento, decisão que tomamos tem o poder de nos transformar. E essa transformação só é possível se houver integração entre os diferentes aspectos do ser humano, algo que a medicina moderna frequentemente negligencia, como já vimos.

Para garantir que estamos saindo da mesma base, vamos concluir sobre uma importante causa dos problemas de saúde: a fragmentação do conhecimento médico e a falta de integração entre as abordagens ancestrais e modernas. A medicina tradicional, com suas raízes profundas em culturas ancestrais, sempre considerou o ser humano em sua totalidade, integrando corpo, mente e espírito em seus tratamentos. No entanto, com o avanço da ciência moderna, esse conhecimento foi gradualmente relegado a segundo plano, em favor de uma abordagem mais tecnicista e fragmentada.

Essa separação entre as abordagens ancestrais e modernas tem levado a uma compreensão incompleta do ser humano e de suas necessidades, como vimos anteriormente. Muitos dos problemas de saúde que enfrentamos hoje poderiam ser evitados ou tratados de maneira mais eficaz se houvesse uma integração maior entre esses dois mundos. A medicina integrativa, que busca unir essas duas abordagens, oferece uma solução promissora para esse problema, mas infelizmente ainda enfrenta resistência em muitos setores da medicina convencional.

A supermedicalização da vida humana e a dependência excessiva de medicamentos e tecnologias têm contribuído para a perda de autonomia das pessoas em relação à própria saúde. A medicina moderna, com seu foco em intervenções tecnológicas e farmacológicas, muitas vezes ignora o papel fundamental que o próprio indivíduo desempenha em sua saúde e seu bem-estar. Seguir esse caminho pode levar à passividade e à falta de responsabilidade, com as pessoas se tornando dependentes de soluções externas em vez de desenvolverem um entendimento mais profundo de seu corpo e de como manter a saúde seguindo práticas naturais e equilibradas.

A falta de uma abordagem integrada e holística na medicina moderna é, portanto, uma das causas subjacentes dos problemas

A energia que reside em nosso corpo vai além da esfera física e transcende para o mundo externo, impactando o Universo e o ambiente ao nosso redor.

ALQUIMIA DA VOZ
@DR.LUIZCANTONI

de saúde que enfrentamos hoje. Para resolvê-los, além de integrar as abordagens ancestrais e modernas, podemos promover uma mudança de mentalidade, por meio da qual as pessoas sejam capacitadas a assumir a responsabilidade por sua própria saúde e a buscar soluções que considerem todos os aspectos de sua vida.

Antes de finalizar o capítulo, não podemos deixar de considerar uma questão crucial: o impacto da nossa relação com o ambiente externo em nossa saúde. As experiências e percepções sobre o mundo externo moldam os pensamentos e as emoções, o que enfatiza a profunda interconexão entre corpo e mente, e entre nós e o mundo. A energia que reside em nosso corpo vai além da esfera física e transcende para o mundo externo, impactando o Universo e o ambiente ao nosso redor.

Um exemplo proeminente dessa interação é a famosa equação de Albert Einstein, $E = mc^2$. Simplificando, essa equação sugere que a energia pode ser transformada em matéria, e essa noção é fundamental para o debate atual sobre saúde e bem-estar. Assim como a energia pode ser transformada em matéria, nós também estamos em estado constante de transformação: o corpo humano, o bem-estar e a consciência estão sempre em processo de mudança, moldados por uma variedade de fatores internos e externos.

Entender essa dinâmica é essencial para a reestruturação e a reabilitação do corpo humano, questões que vão além de uma simples vontade. O desenvolvimento da mente e o do corpo são frutos de relações e aprendizados, e ambos precisam ser cultivados de maneira construtiva para que o ser humano possa alcançar seu pleno potencial.

Nesse ponto, é normal que surjam muitas perguntas sobre como pensamentos e processos cognitivos interferem na organização da consciência. Quando apenas divagamos em suposições, por exemplo, justificando a inação sem antes experienciar algo como referência, estamos estimulando ramificações mentais sem propósito claro de ação, e essas químicas emocionais geram medo e questionamentos, além de fechar um curto-circuito cíclico de energia (também chamado de neurose).

Já quando organizamos um processo mental de abertura para receber novas informações, seja de uma experiência prática, seja de um professor ou terapeuta, somos estimulados a experienciar essa informação. Assim, a cognição cria vias de sensibilidade, recebendo respostas físicas e gravando na memória sentimentos e interpretações, diferenciando cada nova vivência.

No entanto, essa avalanche de informações e conhecimento – potencializada pelo universo digital atual – muitas vezes deixa de se transformar em verdadeira consciência. Quando isso acontece, sofremos as consequências de nossas ações inconscientes. Essa falta de integração entre mente, corpo e espírito é uma questão séria e, como tal, precisa ser abordada de modo eficaz para que possamos experimentar a verdadeira cura.

O desenvolvimento da mente e o do corpo são frutos de relações e aprendizados, e ambos precisam ser cultivados de maneira construtiva para que o ser humano possa alcançar seu pleno potencial.

ALQUIMIA DA VOZ
@DR.LUIZCANTONI

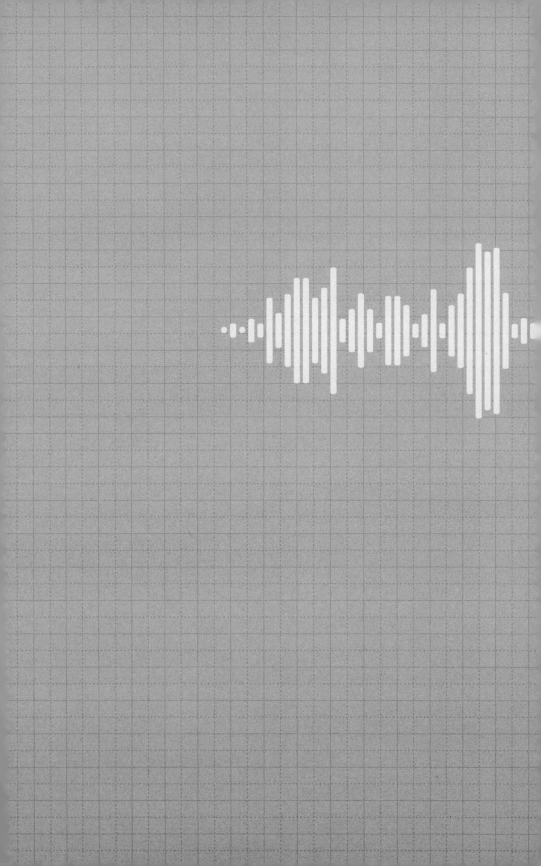

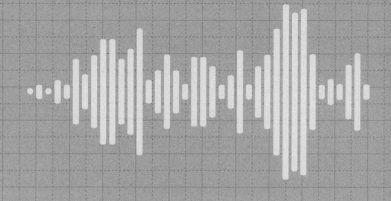

4.
A SAÚDE INTEGRAL[9]

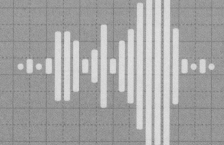

---
9 O título faz referência ao livro *Inteligências múltiplas*, de Howard Gardner, publicado pela Penso, em 1995. (N. A.)

Para atingir o estado de saúde plena, precisamos entender que somos parte de um todo maior e que nossas escolhas e ações afetam não apenas a nós mesmos, mas também o planeta e os outros seres com os quais compartilhamos esse espaço.

O sucesso da integração de terapias complementares promove uma transformação humana profunda e melhora o desempenho coletivo em sintonia com a natureza. No Brasil, por exemplo, a comunicação espiritual por meio das medicinas sagradas da natureza, praticada pelos indígenas da Amazônia, continua sendo uma prática valiosa. Essas tradições nos ensinam que a saúde é mais do que uma questão individual: envolve uma conexão profunda com a natureza e a comunidade.

Ademais, outras práticas, como a epigenética e o estudo do psicanalista Bert Hellinger da Constelação Familiar Sistêmica, demonstram como nossos comportamentos e ambientes podem causar alterações que afetam a maneira como nossos genes funcionam. Reconhecer e compreender a história de nossa linhagem ancestral é fundamental para cultivar o bem-estar.

Hoje, há muitas possibilidades de tratamento que não envolvem tecnologia e ciência, mas sim habilidades naturais do ser humano. No entanto, diante das dificuldades da vida moderna, muitas pessoas estão perdendo essas habilidades por motivos aparentemente simples.

Para desenvolver uma relação genuína de amor tanto com os outros quanto consigo mesmo, é essencial começar pelo processo de autopercepção e autorresponsabilidade. Esse caminho pode ser iniciado, por exemplo, com meditações orientadas por profissionais, que ajudam a alinhar pensamentos e a refinar percepções. Isso leva a uma compreensão mais clara de quem somos e de como interagimos com o mundo ao nosso redor. Em vez de culpar fatores externos, devemos assumir responsabilidade por nossas ações e reconhecer nosso poder de transformar as situações que nos afetam. O que nos afeta pede afeto, ou seja, o que nos toca profundamente requer uma resposta empática e consciente.

A respiração, por exemplo, é uma habilidade poderosa que podemos usar para manipular a energia do nosso corpo. É fácil respirar, mas muitas vezes estamos respirando apenas por um canal, quando na verdade temos sete. Se tivermos alguns canais fechados e outros abertos, respiraremos apenas uma quantidade mínima e insuficiente de energia. Precisamos aprender a abrir esses canais e a usar a respiração de modo consciente, a fim de amplificar a energia do corpo e acessar diferentes dimensões e frequências, facilitando a expansão de consciência dimensional. Mais adiante neste livro, exploraremos detalhadamente um método prático para abrir esses canais e usar a respiração de maneira consciente, capacitando o leitor a acessar essas novas dimensões e potencializar a própria energia. Por enquanto, vamos compreender a teoria.

Outro processo terapêutico é a memorização, que começa com a recepção da informação pelos sistemas sensoriais. Nossos sensores precisam estar atentos, recebendo a informação sem reação imediata, permitindo que ela seja absorvida com maior profundidade. Quando essa informação é transmitida por outra pessoa com emoção e clareza, a absorção se torna ainda mais eficaz. No entanto, memorizar não é apenas receber; é preciso exercitar essa informação, aplicando-a na prática. Assim como em um jogo de tênis, que exige reflexos rápidos e precisos, nosso cérebro, especialmente o cerebelo, é treinado a fazer escolhas automáticas e corretas através da repetição e do ajuste constante.

Esses métodos terapêuticos, similares ao ancoramento e aos *rapports* utilizados na hipnose profunda, envolvem controlar o ritmo respiratório e focar a atenção, reduzindo o fluxo mental automático e permitindo o acesso ao inconsciente, eliminando pensamentos inúteis e prejudiciais que ocupam espaço no cérebro e consomem energia e tempo. Esse inconsciente, responsável pela nossa sobrevivência, armazena memórias e emoções primárias que influenciam as reações diárias. Se não valorizarmos a essência desses exercícios, as práticas podem se tornar meramente físicas, sem promover a transformação interior necessária.

A chave para nossa saúde e nosso bem-estar reside não apenas no cuidado com o corpo físico, mas também na escolha consciente de nossos pensamentos e no cultivo do nosso ser emocional e espiritual. Devemos nos empenhar em viver plenamente, promover autenticidade e consciência em todas as áreas de nossa existência. A transformação começa de dentro para fora, e somos os únicos responsáveis por iniciar essa jornada e alcançar uma constituição física funcional, além de um estado de equilíbrio humano completo e saudável.

É importante enfatizar que a junção dos conhecimentos ancestrais e tecnológicos é essencial para a evolução da medicina e da prosperidade humana. Cabe a todos, desde os profissionais de saúde até os cidadãos comuns, contribuir para esse processo de

O que nos afeta pede afeto, ou seja, o que nos toca profundamente requer uma resposta empática e consciente.

ALQUIMIA DA VOZ
@DR.LUIZCANTONI

integração e fomento de abordagem mais completa e holística da saúde. A medicina do futuro precisa ser colaborativa, consciente e integral, pois só assim poderemos assegurar o bem-estar de todas as pessoas e a sustentabilidade do planeta.

A boa notícia é que a medicina moderna tem evoluído no sentido de focar mais a prevenção do que exclusivamente o tratamento de doenças estabelecidas. Essa mudança de paradigma deu origem a programas de promoção da saúde que incentivam hábitos saudáveis e previnem doenças antes que elas surjam. Por exemplo, há a Campanha Nacional de Saúde Mental, conhecida como Janeiro Branco, cujo objetivo é conscientizar sobre a importância da saúde mental. Em resposta a essa nova abordagem, a medicina complementar e alternativa, com suas terapias não convencionais como acupuntura, homeopatia e fitoterapia, ganhou espaço nas equipes de saúde com reconhecimento e importância.

De acordo com pesquisas recentes, a medicina integrativa é um dos campos de estudo mais procurados em Harvard, indicando que essa abordagem tende a ganhar relevância e aceitação. A tendência é que, no futuro, a medicina se torne cada vez mais humanizada e integrada.[10]

Além disso, a abordagem humanizada tem sido um aspecto enfatizado na prática clínica moderna. Afinal, hoje se entende que a medicina é mais do que apenas uma ciência; é também uma arte, que demanda empatia, cuidado e compaixão pelos pacientes. Essa

---

10 THE Future of Medicine: Amazing Breakthroughs, How Artificial Intelligence Will Help Patients, New Hope for Cancer, Heart Disease & Alzheimer's. **Revista Time**, edição especial. Disponível em: https://magazineshop.us/products/the-future-of-medicine-time-special-edition. Acesso em: 20 set. 2024.

perspectiva se conecta com o humanismo médico, que busca ver o paciente em sua totalidade, considerando além de suas necessidades físicas, ou seja, olhando também para suas dimensões emocionais, mentais e espirituais.

Por fim, a integralidade da saúde não pode ser alcançada sem uma compreensão profunda da interconexão entre o ser humano e o meio ambiente. O cuidado com o meio ambiente é um cuidado com a própria saúde humana. Preservar a natureza e promover a sustentabilidade são fundamentais para garantir que as futuras gerações possam viver em um mundo saudável e equilibrado. Nesse contexto, a preservação ambiental torna-se cada vez mais relevante, já que o planeta em que vivemos é fundamental para o nosso equilíbrio como seres humanos. Cuidar do meio ambiente é, de fato, cuidar da nossa própria saúde e da saúde das gerações futuras.

É importante notar que o estudo do corpo humano evoluiu para além da mera análise da estrutura física, adentrando o universo da mente e das emoções. A mente, anteriormente vista como um enigma, agora é estudada de maneira mais aprofundada, proporcionando um entendimento mais completo do corpo humano como um todo.

Cada profissional de saúde, seja ele médico, terapeuta ou pesquisador, tem papel fundamental no processo coletivo de integração, contribuindo para a expansão da consciência humana e a promoção de um bem-estar coletivo. É crucial que os profissionais de saúde em específico sejam formados para entender a importância da conexão corpo-mente-espírito e como ela afeta a saúde e o bem-estar dos pacientes. Um investimento em estratégias que promovem a abordagem mais integrada da medicina poderia, potencialmente, diminuir os gastos desnecessários com saúde, democratizar o acesso a tratamentos e liberar recursos para o desenvolvimento de novas tecnologias.

Nesse sentido, conclamo todos os profissionais de saúde a expandirem seus horizontes e a estarem prontos para integrar essas antigas sabedorias em suas práticas, experimentando cursos, vivências e imersões que ampliem a habilidade humana de se relacionar com os outros e consigo mesmo na autopercepção, na autorresponsabilidade, na autoconsciência e em muitas outras integrações.

Além disso, é imprescindível educar e informar o público em geral sobre essas questões, capacitando as pessoas a se tornarem mais conscientes da própria saúde e bem-estar. Com a devida instrução, cada indivíduo poderá tomar medidas preventivas para evitar doenças e estimular o bem-estar. Com isso em mente, é fundamental enfatizar que essa expansão da consciência nos permite perceber que somos parte de um todo interconectado. O nosso bem-estar está intrinsecamente ligado ao bem-estar do planeta e de todos os seres que nele habitam.

Ou seja, nessa jornada rumo à integração e ao equilíbrio, precisamos encontrar a harmonia tanto interna quanto externamente – com a natureza e todos os seres que habitam o mundo ao nosso redor.

O MÉTODO HOLÍSTICO

O autocuidado é uma prática cada vez mais importante para a saúde e o bem-estar. Buscamos formas de atender às necessidades tanto do corpo quanto da mente, e saiba que a voz consciente pode ser um instrumento poderoso para preservar a nossa saúde física e mental.

A medicina do futuro precisa ser colaborativa, consciente e integral, pois só assim poderemos assegurar o bem-estar de todas as pessoas e a sustentabilidade do planeta.

ALQUIMIA DA VOZ
@DR.LUIZCANTONI

A vocalização é uma das maneiras mais naturais de expressão humana, e esse fenômeno fascinante envolve não apenas a fisiologia do aparelho fonador, mas também a física orgânica e a fisiologia do comportamento de comunicação e expressão emocional. A voz atua como uma ferramenta essencial para a autotransformação e a cura, ao ser utilizada como um gerador vibracional que opera por meio de ondas acústicas harmônicas e ressonantes.

Estudos científicos mostram que a voz consciente pode ser usada para melhorar o bem-estar emocional e físico. Por exemplo, uma pesquisa conduzida na Universidade de Utah concluiu que cantar pode melhorar a saúde mental e física, reduzir o estresse e aumentar a sensação de bem-estar geral.[11] Outro estudo, realizado pela Universidade de Gotemburgo, na Suécia, revelou que a música pode ser empregada como terapia complementar para aliviar a dor crônica.[12]

Já o estudo "The Effects of Emotion on Voice Quality" [A influência da emoção na qualidade da voz], apresentado no 14º Congresso Internacional de Ciência Fonética, investiga e prova que a emoção influencia significativamente a qualidade vocal dos cantores.[13]

---

11 CAN Mindfulness Practices Improve Physical Health? **Health University of Utah**, 18 maio 2021. Disponível em: https://healthcare.utah.edu/the-scope/health-library/all/2021/05/can-mindfulness-practices-improve-physical-health. Acesso em: 20 set. 2024.

12 HOPE – Help Overcoming Pain Early. **The Institute of Health and Care Sciences**, 2014-2022. Disponível em: https://www.gu.se/en/research/hope-help-overcoming-pain-early. Acesso em: 7 out. 2024.

13 JOHNSTONE, T.; SCHERER, K. **The Effects of Emotions on Voice Quality**, jan. 1999. Proceedings of the XIVth International Congress of Phonetic Sciences, 1999. Disponível em: https://www.researchgate.net/publication/239727245_The_effects_of_emotions_on_voice_quality. Acesso em: 20 ago. 2024.

Quando eles cantavam em um contexto emocional positivo, a qualidade vocal era avaliada como mais agradável e expressiva; já em um contexto emocional negativo, a qualidade vocal era avaliada como menos agradável e menos expressiva.

Esses resultados sugerem que a emoção tem papel importante na produção vocal, além de destacarem a importância do treinamento vocal para desenvolver expressividade emocional e controle da voz. Os resultados também indicam que cantores com mais experiência e treinamento são capazes de modular sua expressão vocal de acordo com o contexto emocional, enquanto cantores amadores apresentam menor controle emocional e expressividade vocal.

É fato que a medicina do som tem uma longa história e vem sendo usada como cura em diversas culturas. Na África, a medicina tradicional envolve o uso de cantos, danças e instrumentos musicais para ajudar as pessoas em suas condições de saúde. Já na Índia, a voz é vista como uma manifestação de felicidade e integração do corpo com o espírito.

Na medicina ayurvédica indiana, o canto é frequentemente utilizado como uma forma de meditação e de cura. Essa prática pode ajudar a liberar emoções reprimidas e a promover maior conexão com o corpo. A meditação vocal, que envolve a emissão de sons harmônicos e ressonantes, auxilia a reduzir o estresse, melhorar a concentração e aumentar a sensação de bem-estar geral. Essa visão pode ser aplicada no autocuidado, uma vez que a vibração harmônica da voz tem o potencial de equilibrar as energias do corpo e da mente.

Antes do estabelecimento da profissão médica e da ciência moderna, a medicina era vista de maneira bem diferente. A palavra "medicina" era usada para descrever métodos e instrumentos empregados por estudiosos da natureza, curandeiros e sacerdotes que ajudavam as pessoas em suas condições de saúde – e muitos desses métodos envolviam a utilização da voz para ativar diferentes estados de consciência.

Até mesmo na medicina moderna, a voz continua a desempenhar um papel importante na cura. A vocalização, por exemplo, é frequentemente adotada como uma forma de terapia para pessoas com distúrbios da linguagem. A musicoterapia, que envolve o uso de música e som para promover a saúde e o bem-estar, também ajuda pessoas com transtornos emocionais e distúrbios psicológicos.

A medicina do som pode manifestar reais sucesso na prática clínica de *sound healing*, na qual o ritmo, os timbres, as frequências e as amplitudes induzem as ondas cerebrais. Há casos em que o uso da música e da voz tem sido eficaz no tratamento de pessoas com condições de saúde mental.[14] Já um estudo publicado no *Journal of Advanced Nursing* mostrou que a música pode ajudar a reduzir o estresse e a ansiedade inclusive em pacientes com câncer.[15] Outro estudo, conduzido pelo Departamento de Musicoterapia da Universidade de Melbourne, na Austrália, concluiu que

---

14 HEALING Frequencies: Understanding the Science Behind Sound Therapy. **Visual Acoustic**. Disponível em: https://visual-acoustic.com/exp/healing-frequencies-understanding-the-science-behind-sound-therapy. Acesso em: 7 out. 2024.

15 TAHAN, M.; EVARI, M. A.; AHANGRI, E. The Effect of Music Therapy on Stress, Anxiety, and Depression in Patients With Cancer in Valiasr Hospital in Birjand, 2017. **Shahrekord University of Medical Sciences**, out. 2018, v. 7, n. 3, p. 186-193. Disponível em: https://doaj.org/article/c61c8e55bb104cccb4a652ebdca84e76. Acesso em: 20 set. 2024.

a música pode ajudar a melhorar o humor e a qualidade de vida em pacientes com demência.[16] Por fim, a voz também pode ser usada para estimular o sistema imunológico. Uma pesquisa realizada pela Universidade de Frankfurt, na Alemanha, mostrou que a música pode aumentar a produção de imunoglobulina A, um anticorpo importante para a proteção contra infecções.[17]

O conceito de sincronia fina, que apresento neste livro, refere-se à capacidade de realizar movimentos precisos e coordenados de modo natural sem esforço, algo fundamental em muitas atividades humanas, incluindo o canto, a fala e a respiração. Na medicina da voz, além dos exercícios, a intenção é particularmente importante, pois desempenha um papel essencial na produção de sons vocais saudáveis e de boa qualidade.

A sincronia fina envolve a integração coordenada do tempo de muitos sistemas diferentes do corpo, incluindo o sistema respiratório, a laringe, as pregas vocais, a faringe e a boca. Cada um desses sistemas precisa trabalhar em harmonia para produzir uma voz clara e ressonante. Quando há um desequilíbrio ou uma disfunção em qualquer um deles, a qualidade da voz pode ser afetada.

A medicina da voz utiliza o conceito de sincronia fina para ajudar a diagnosticar e tratar problemas vocais. Os profissionais da equipe de saúde que examinam e diagnosticam alterações na voz

---

16 MUSIC Therapy for Dementia. **The University of Melbourne**. Disponível em: www.unimelb.edu.au/alumni/impact/research/music-therapy-for-dementia. Acesso em: 20 set. 2024.

17 KREUTZ, G.; BONGARD, S.; ROHRMANN, S. *et al.* Effects of Choir Singing or Listening on Secretory Immunoglobulin A, Cortisol, and Emotional State. **J Behav Med**, dez. 2004, v. 27, p. 623-635. Disponível em: https://doi.org/10.1007/s10865-004-0006-9. Acesso em: 20 set. 2024.

são os otorrinolaringologistas, responsáveis por avaliar a capacidade de um paciente de realizar movimentos precisos e coordenados, como o fechamento das pregas vocais e a modulação da pressão do ar dos pulmões para a laringe, a boca, o nariz e os ouvidos. Essas habilidades são importantes para uma emissão saudável e eficiente. E o melhor: qualquer pessoa pode aprender técnicas de respiração adequada, treinar a tensão muscular na região da laringe e ajustar a articulação da boca e dos lábios para melhorar a qualidade da sua voz.

Como médico e como músico (ou como um músico que também é médico), considero o tema fascinante, e espero que também o seja para você, leitor. A partir do próximo capítulo, abordarei o tema da medicina da voz de modo abrangente, apresentando informações sobre os principais distúrbios da voz e da comunicação, bem como técnicas e métodos que desenvolvi ao longo de minha carreira artística e na prática clínica.

Mais do que um conjunto de especialidades, a medicina da voz representa uma gestão inclusiva, na qual cada profissional é importante e essencial para ajudar aqueles que precisam cuidar desse valioso instrumento que é a voz humana. É por meio da união de esforços de cada especialista da equipe de saúde vocal integrativa que a medicina da voz é capaz de fornecer um cuidado abrangente e personalizado, que considera não apenas as necessidades vocais do paciente, mas também as emoções, o histórico de vida e as aspirações.

EQUIPE DE SAÚDE VOCAL INTEGRATIVA

Cada um dos seguintes profissionais desempenha um papel único e valioso no cuidado e tratamento da voz, e uma abordagem integrativa para a saúde vocal pode incluir o trabalho com vários ou todos esses profissionais.

- **Fonoaudiólogo**: profissional da saúde especializado em identificar, prevenir, avaliar, diagnosticar e tratar distúrbios da comunicação humana. No caso da voz, trabalha com pacientes que têm problemas como rouquidão, dificuldade de fala ou de projeção da voz. Pode também ajudar pessoas que usam a voz profissionalmente, como cantores e palestrantes, a fazer isso de maneira mais eficaz e saudável.
- **Foniatra**: médico especializado no diagnóstico e tratamento de doenças que afetam a fala e a voz. Pode prescrever medicamentos, realizar cirurgias ou indicar terapias específicas.
- **Otorrinolaringologista**: médico especializado em doenças de ouvido, nariz e garganta, o que inclui a laringe, onde se localizam as cordas vocais. Pode diagnosticar e tratar doenças que afetam a voz, como nódulos vocais, pólipos, câncer de laringe e outros.
- **Terapeuta vocal**: profissional que ajuda a melhorar a qualidade e a eficiência da voz. Pode ser fonoaudiólogo, professor de canto ou outro profissional que tenha conhecimento profundo sobre como a voz funciona.
- **Psicólogo**: profissional que desempenha papel importante no tratamento da voz, especialmente se o problema

estiver ligado a questões emocionais ou psicológicas. O estresse e a ansiedade, por exemplo, podem afetar a voz, e um psicólogo pode ajudar o paciente a gerir esses problemas.

• **Profissional de educação física e/ou yoga:** um profissional que ensina técnicas de respiração e controle respiratório pode ajudar as pessoas a usarem a voz de maneira mais eficiente.

• **Nutricionista**: profissional que fornece orientação sobre uma alimentação saudável que apoie a saúde vocal. A saúde geral do corpo, incluindo a hidratação e a nutrição adequadas, pode afetar a voz.

• **Professor de canto**: educador que ensina técnicas específicas para aprimorar a qualidade da voz, o controle respiratório, a dicção e a projeção vocal, além de ajudar a proteger a voz de possíveis danos. Consegue identificar hábitos que podem estar prejudicando a voz e trabalhar para corrigi-los. Tem papel importante especialmente para cantores, atores e outras pessoas que usam intensivamente a voz em suas profissões ou como instrumento musical.

A SINCRONIA FINA

A sincronia fina na naturalidade humana é a reflexão sobre como nosso corpo está intimamente ligado com o ritmo natural da vida e do Universo que nos cerca, ou seja, é a conexão ao fluxo. É como cada detalhe se encaixa no tempo em que nosso corpo e a natureza funcionam, não nossa mente. Então, a sincronia fina na

O conceito de sincronia fina, que apresento neste livro, refere-se à capacidade de realizar movimentos precisos e coordenados de modo natural sem esforço, algo fundamental em muitas atividades humanas.

ALQUIMIA DA VOZ
@DR.LUIZCANTONI

naturalidade humana também é o tempo biológico alinhado aos ciclos do ritmo natural do planeta. A sincronia fina da naturalidade humana, aliada ao método de maturação da voz, passa a ser um instrumento poderoso de alquimia das intenções com a materialização vibracional do verbo transparente, consciente e presente – os quais explicarei adiante.

Os ritmos naturais governam desde os menores processos celulares até as maiores funções do corpo. Nosso corpo é um microcosmo do Universo ao nosso redor que reflete o ritmo da Terra em nosso próprio ritmo biológico – há também forças sutis que direcionam nosso corpo e suas funções. Tais forças e ritmos são inteligentes e autônomos e seguem um cronograma distinto que pode ser influenciado, mas nunca completamente controlado, por nós. Nessa dança natural e rítmica da vida, cada detalhe tem seu lugar e papel. Cada momento é uma parte do todo, contribuindo para a majestosa sinfonia da existência.

Esse ritmo natural e autêntico é substancialmente diferente da cadência frenética que muitos de nós experimentamos no dia a dia, que é muito mais uma criação artificial do homem do que um eco da vida natural.

Quero trazer a clareza do tempo biológico de transformação. Assim como a Lua interfere nas marés, nosso corpo também apresenta um ritmo natural. Por exemplo, a pele se renova em 28 dias, e temos um ciclo natural de 120 dias de renovação do sangue. Temos uma engenharia se organizando desde o pensamento até os músculos que geram movimentos. Ciclos de tempo de crescimento celular de sete dias, de regeneração de tecidos de quatro semanas até três meses, e reprogramação de comportamento de três a seis meses. Temos glândulas controladas pelo sistema nervoso central que precisam do sono no escuro e com um tempo específico de relaxamento da vigília, para que possam estimular todos os órgãos do corpo e realizar a restauração física. Portanto, mudanças no comportamento, como dormir cedo, afetam a química do corpo. Isso é a naturalidade humana.

Após experimentar o novo comportamento, a percepção acerta o gasto energético e promove fortalecimento do grupo muscular responsável pela ação. Até que o movimento seja automatizado e coordenado como reflexo pelo cerebelo, com esquecimento dos problemas anteriores, pode levar um ano. Durante esse período, são normais crises emocionais na gestão da motivação para as terapias. Existem períodos em que a fadiga surge, assim como a rejeição às terapias e aos terapeutas. Porém, é importante não desistir.

Para que você esteja mais preparado, apresento a seguir as cinco fases que um tratamento eficaz da voz deve seguir.

Fase 1: percepção. É uma avaliação clínica e específica completa, o plano de ação para cada objetivo. Isso gera um conjunto de documentos para você, um acervo que servirá como um parâmetro do início do processo.

A percepção refere-se ao que existe, ao estudo da longevidade ao longo da história, que apresentamos em capítulos anteriores. Refere-se ao desenvolvimento tecnológico digital e a tudo o que falamos. É demonstrar conhecimento sobre as capacidades de uma maneira que possamos guiar a mudança em nossa rotina, conhecendo o passo a passo no qual vamos confiar.

Fase 2: disciplina. O foco é o reforço dos gatilhos mentais, como funciona o trabalho entre os terapeutas e o planejamento terapêutico.

Nessa dança natural e rítmica da vida, cada detalhe tem seu lugar e papel. Cada momento é uma parte do todo, contribuindo para a majestosa sinfonia da existência.

ALQUIMIA DA VOZ
@DR.LUIZCANTONI

Aqui, as pessoas estão cansadas de aulas e repetições. Sabe aquele primeiro mês de academia, quando você sai com dor nos braços, dor nas pernas e às vezes pensa que não precisa mais, até considerando a possibilidade de desistir?

Nessa fase, que corresponde aos primeiros noventa dias, está a parte inicial da trajetória. É preciso entender que uma vez que você começou, não pode simplesmente dizer: "Eu quero parar, pois não sinto mudança". Uma vez que a cirurgia começou, você não pode descer da mesa; tem que esperar terminar de dar os pontos. Então, você não pode sair no meio do processo, pois vai gerar um trauma com terapias. Isso é disciplina.

Entenda a necessidade da consistência e da permanência na disciplina, que é obedecer ao relógio, cumprir o horário para fazer exercícios, entender que passamos por períodos de fadiga, sendo necessários silêncio e repouso para restaurar, sem comparações ou questionamentos mentais. Com isso, construímos resiliência. A disciplina necessita de noventa dias para o desenvolvimento biológico, mas o comportamento leva até seis meses para se tornar automatizado.

Na prática, a mudança no comportamento demora geralmente o dobro do tempo do desenvolvimento biológico, já que precisa permitir que o corpo se desenvolva primeiro. Quando ele encerra esse processo, o comportamento começa a se ajustar. Enquanto o corpo está mudando, o comportamento está apenas tentando acompanhar. É por isso que precisamos manter a disciplina para que o corpo consiga acompanhar cada passo.

Fase 3: organização e automatização. É nessa fase que você vai ensinar e repetir até o cerebelo aprender a fazer sozinho. A automatização só é possível se já estivermos com a emoção estabilizada.

Se uma pessoa está patinando nas fases anteriores e entra em desespero, o organismo não automatiza. Ou seja, depois de fazer o exercício, sentir a dor e conseguir manter a disciplina, o corpo começa a fazer sozinho, não somos mais nós que fazemos. É o segundo mês da reabilitação, e é o ponto crítico, pois é quando você deve insistir a fim de automatizar a disciplina.

Nesta fase, já estamos fazendo exercícios e somos disciplinados, mas surgem dor e cansaço. Começamos a ter as reações de que o corpo está mudando, e elas não são confortáveis. Então, aqui, você precisa entender a dor como foco de trabalho.

É normal as pessoas dizerem: "Mas eu já estou me tratando e agora está doendo, tudo deu errado". Saiba que isso faz parte da terceira fase. Você precisa organizar a mente, entender as sensações e ter em mente o que é um resultado concreto. Você sabe que não está se sentindo bem, mas precisa entender o que mudou. Não é que já esteja perfeito, e exatamente por isso não pode fugir, como muitos fazem.

É importante olhar esse ponto do tratamento com a visão de organização. A equipe de assistência deve estar em perfeita harmonia de clareza, pois você está em estado líquido emocional e à flor da pele. Qualquer palavra ou feedback pode interferir no seu processo mental e gerar distrações ou dúvidas com julgamentos ou expectativas fora de hora. Isso rouba a energia e o foco de consciência. A equipe de assistência deve estar integrada em uma só voz de conduta com o campo frequencial, em unidade conjunta ao olhar do paciente ao centro, definindo a egrégora de sincronia fina com a naturalidade humana.

É nesse momento que o conceito de egrégora se torna fundamental. A egrégora é a criação de uma energia coletiva resultante

A saúde integral   **89**

do alinhamento das intenções e dos pensamentos da equipe em torno de um único objetivo: o bem-estar do paciente. Quando a equipe de tratamento trabalha em perfeita sincronia, cria um campo unificado de energia e intenção e, assim, o paciente se sente envolto em um ambiente de confiança, o que facilita sua recuperação. Qualquer desarmonia na comunicação ou no comportamento da equipe pode romper essa egrégora, desviar o foco e fragmentar a energia que deveria estar concentrada no processo de cura. Por isso, é crucial que todos os envolvidos estejam conectados, vibrando na mesma frequência de assistência e oferecendo uma abordagem coesa e integrada.

Fase 4: resultado e persistência. O maior desafio da quarta fase até o final é realmente a persistência. Ou seja, o resultado concreto é aquilo que você estava realmente esperando.

Se você ainda não se organizou e já está buscando o resultado, a quarta fase só ocorrerá após as anteriores. Se você ainda está tendo problemas com dor, não concluiu a trajetória. Portanto, se você ainda está na terceira fase, precisa apenas melhorar a partir disso e, então, persistir, sem desistir. Assim funciona o processo de reabilitação.

E aí entram as equipes multidisciplinares que ajudam em cada passo. Essa é a parte que considero mais interessante, pois quando falamos de sincronia fina, é necessário entender que existe um prumo, um mecanismo bem ajustado. Quando tudo está encaixado, o paciente não sente desgaste. Afinal, basta seguir as instruções corretamente. Já aqueles que não seguem não terão resultado. Não importa quanto você pagou por uma cirurgia ou o quanto deseja melhorar. Se não seguir os passos, não haverá sucesso. É esse comprometimento que a naturalidade humana pode promover. Em outras palavras, existe um passo a passo que pode e deve ser programado naturalmente.

Fase 5: silêncio, aperfeiçoamento respiratório e qualidade da meditação. Essa fase foca a projeção e a gestão de energia. Nesse processo, ocorre a ressignificação de traumas emocionais relacionados à voz, que tornam essencial o alinhamento da identidade com a missão de vida. O próximo passo é direcionar o aprendizado sobre o despertar da consciência através de áudios e vídeos do processo de maturação, com análise espectrográfica e acústica para identificar sons harmônicos e ruídos, proporcionando clareza no caminho a ser seguido na jornada terapêutica de reabilitação vocal. Uma vez que a maturação está completa e automatizada, você pode introduzir sua percepção e seus exercícios em situações de trabalho.

O aperfeiçoamento da trajetória ocorre na meditação e no silêncio. Uma pessoa que passa por um processo terapêutico intensivo e supera a fadiga já consegue automatizar os processos. Então, qual é o sentido de continuar com o trabalho muscular? Nenhum. Por isso, entramos no processo de refinamento, para que o indivíduo use apenas a energia de que precisa. Depois, nos encaminhamos para o processo de meditação e respiração.

Inicialmente, introduzimos o silêncio e mais tarde o usamos como ferramenta. O silêncio é uma forma de gerir a comunicação de energia a serviço da transparência da identidade. Nessa fase, o silêncio torna-se um instrumento útil, seja para quem acabou de sair de uma cirurgia ou para quem passou por muitas terapias e precisa fazer uma pausa e economizar energia. Para alguém que passou um ano com cansaço e dificuldade vocal, depois de dois meses intensivos de terapia, o exercício pode até gerar aversão. Nesse momento, precisamos mudar o foco do exercício e trazer atenção para o silêncio, a meditação e a precisão. Isso tem a ver com inteligência da consciência e da escuta, com guiar a mente através da meditação.

A ALQUIMIA DA VOZ

A alquimia da voz é a maneira de transformar o ar em som. O ar é a fonte de energia do nosso corpo, portanto essa alquimia é a transformação da energia que absorvemos do ar em vibrações de som. É manipular energia – não apenas a do oxigênio – através do som.

Essa técnica se resume a dois estágios primordiais. No primeiro, é necessário equilibrar e buscar uma postura correta do corpo e das cavidades de ar, essencial para a sustentação vocal. No segundo, mantém-se ativa essa postura e inicia-se a vibração das pregas vocais, gerando correntes de ressonância nas cavidades. Durante o processo, o ponto de partida é o silêncio, que permite a percepção dos sons mais sutis e seus harmônicos.

Na jornada do som, o silêncio pode ser considerado a ausência de som ou a pausa entre eles. Por meio de um instrumento, como um sino, é possível perceber o tempo de ressonância e sua relação com o silêncio. Esse exercício de audição auxilia na educação do ouvido, preparando-o para sentir a ressonância dentro do próprio corpo. O equilíbrio entre o tempo de som e o tempo de silêncio tem papel importante na estruturação da respiração e da postura, que são a base para produzir sons.

O som, embora produzido fisicamente, tem um aspecto além do físico. Ele sai do corpo e, ao mesmo tempo, vibra dentro dele,

O silêncio é uma forma de gerir a comunicação de energia a serviço da transparência da identidade.

ALQUIMIA DA VOZ
@DR.LUIZCANTONI

proporcionando a percepção da vibração sonora. Todo som produz uma onda de energia. Primeiro, a respiração e a postura criam uma onda de fluxo de ar e a sensação da mucosa respiratória com calor e frio antes de originar o som. Depois, esse som e a temperatura do ar geram outra onda energética e ativam o radar da percepção das cavidades e seu comprimento de dimensão para os ouvidos, como referência dimensional do que foi produzido. Essa vibração em diferentes cavidades do corpo estimula vários órgãos e provoca sensações emocionais.

Ao se aprofundar no silêncio, é possível perceber essa onda de energia sonora. Tal percepção permite acesso a dimensões invisíveis do corpo e ultrapassa o limite da membrana dos tecidos vibrando através das células; pode-se sentir ondas de expansão através da energia sonora em ressonância tecidual mesmo após o som acabar. Assim, por meio do físico, estabelece-se uma conexão com o mundo invisível, com as emoções.

Nossas experiências sensoriais criam marcas em nossa percepção. Com a prática, aprendemos a localizar diferentes cavidades corporais e a identificar sensações únicas que cada uma delas nos provoca. Esse é o começo da nossa "digital emocional", um mapa único das emoções em nosso corpo. A respiração e a percepção do mundo físico nos dão uma visão do mundo sensorial e emocional interno.

Com a repetição e a prática, o corpo humano desenvolve um sistema de automatização por meio do cerebelo, que busca a melhor possibilidade com o menor gasto de energia. A observação interna permite perceber onde o som está vibrando melhor, quais foram as mudanças de cor, som, temperatura, forma e tamanho. Cada nota ou região traz sensações e emoções únicas, contribuindo para a compreensão do corpo invisível interno.

Em outras palavras, as pessoas entendem o porquê do silêncio e, em seguida, se entregam à respiração, que é uma meditação ativa. Não há mais a ausência de ação. O método que proponho foca expandir o controle e a consciência vocal, apresentando uma série de exercícios para que você trilhe a própria jornada.

Agora, convido você a começar a aplicar esse método de maneira prática em seu dia a dia. Com o conteúdo a seguir, você poderá explorar novas possibilidades de expressão vocal e desenvolver não apenas a força e a flexibilidade de sua voz, mas também sua conexão emocional e energética. Comece reservando alguns minutos por dia para se concentrar em sua respiração, postura e projeção vocal. Aos poucos, perceba como essas técnicas simples podem impactar positivamente sua comunicação e seu bem-estar geral. Quanto mais você praticar, mais sentirá os benefícios dessa jornada de autodescoberta através da voz.

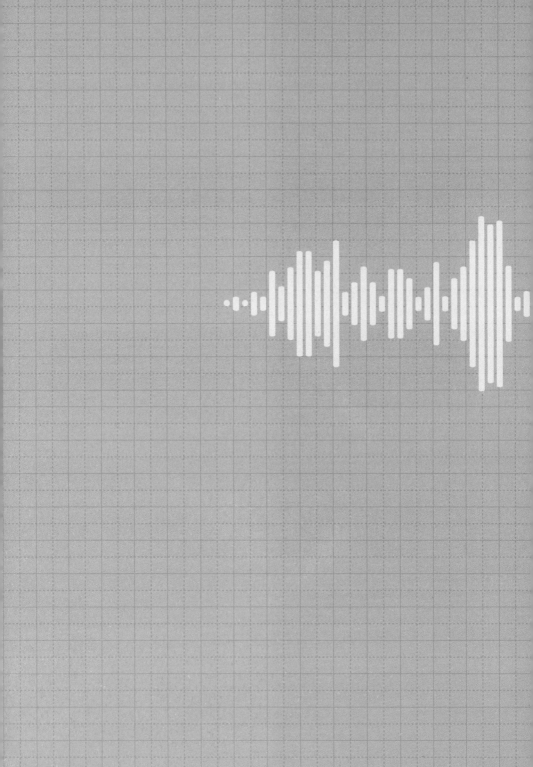

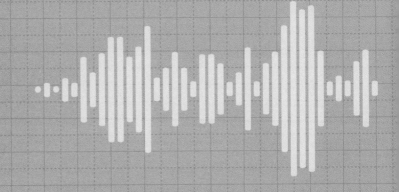

5.
RESPIRAÇÃO, UMA MEDITAÇÃO ATIVA

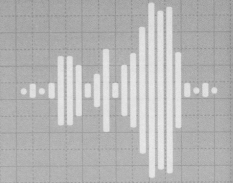

A respiração tem papel vital na percepção e na criação de sensações. A entrada e saída do ar proporcionam sensibilidades diferentes: o ar frio entra e o ar quente sai. Essa mudança de temperatura gera sensações nas cavidades, ampliando a percepção do próprio corpo e contribuindo para a compreensão da alquimia da voz.

Mesmo quando estamos dormindo, sem consciência, não paramos de respirar. A respiração é automática e ocorre independentemente de nossa vontade. Se houver alguma obstrução nas vias aéreas, acumula-se dióxido de carbono, o que desencadeia processos como tosse e engasgo para expelir a obstrução. Todo esse conhecimento é automático e inconsciente, parte essencial de nossa sobrevivência.

O DIAFRAGMA E A POSTURA

O diafragma é o músculo que torna a respiração possível. Ele separa o tórax do abdômen, ocupando o espaço que define a divisão física entre essas duas partes do corpo. Esse músculo de espessura fina e com fibras longas pode se contrair e relaxar rapidamente, funcionando como uma barreira que evita que o coração desça para o abdômen ou que o estômago suba para o tórax. Apenas no pequeno espaço central do diafragma, passam quatro estruturas indispensáveis para a nossa sobrevivência: a artéria aorta, a veia cava, o esôfago e o nervo vago.

A respiração
tem papel vital
na percepção
e na criação
de sensações.

ALQUIMIA DA VOZ
@DR.LUIZCANTONI

A ação do diafragma é eliminar todo o ar dos pulmões, chegando em uma ação que costumamos chamar de "suporte". Este termo, por sua vez, representando o controle da respiração ao cantar ou falar, ajustando o fluxo de ar em nossos pulmões. Existem outros músculos que dão suporte ao diafragma, como se fosse uma cama elástica, fornecendo estrutura para que ele consiga realizar sua ação. Essa rede de músculos, que chamamos de suporte respiratório, consiste em todos os músculos que trabalham ativamente para garantir a eliminação do ar quente. Portanto, estamos nos referindo aos músculos que de fato precisam ser exercitados, a fim de ganhar controle e resistência. Na realidade, você precisa ser proficiente nisso, pois está diretamente relacionado à sua sobrevivência.

Juntamente vem o alinhamento físico, a importância de manter a postura correta para que haja repetição com menor gasto de energia. É como se precisássemos manter um tubo reto para um fluxo constante. Se dobrarmos esse tubo, o fluxo será interrompido. Quando falamos sobre suporte de postura, falamos sobre a manutenção desse "tubo reto", porque vamos produzir som através dele.

Esse "tubo" não é perfeitamente reto; ele é uma pirâmide que se dobra e se estreita em alguns pontos específicos até as pregas vocais. A partir da onda de mucosa gerada em simetria, as articulações laríngeas se movimentam em diferentes dimensões, em ângulos de ajustes que regulam a frequência e a intensidade do som harmônico.

A onda da mucosa da prega vocal é um movimento ondulatório que ocorre na camada superficial das pregas vocais durante a fonação. Essa ondulação permite que as pregas vocais vibrem de modo eficiente e produzam som. A mucosa é uma estrutura flexível que facilita o movimento de abertura e fechamento das pregas. Esse movimento simétrico e regular é fundamental para a produção de sons claros e estáveis, influenciando tanto a qualidade quanto a ressonância da voz. Portanto, a simetria da onda de mucosa e a coordenação com as articulações laríngeas são essenciais para controlar a tonalidade e o volume da voz.

Subindo pela garganta, a ressonância é obstruída pela língua. Estamos falando de um tubo de ressonância que precisa estar aberto. Caso contrário, não produzirá som. Assim, existe uma diferença entre manter o ar fluindo e manter o tubo aberto. Isso nos leva à ideia de alinhamento físico, para manter a coluna reta, e suporte postural, para manter a cavidade livre e deixar os músculos eliminarem o ar.

A respiração ativa consciente é aquela em que controlamos a expiração para não exalar todo o ar de uma vez. A ideia de inspirar ar quente é para que primeiro possamos controlar a quantidade de ar que soltamos, para que não comecemos a inspirar imediatamente, e, dessa forma, sintamos a duração da expiração, que será o mesmo tempo do som. Se queremos controlar o tempo do som, primeiro precisamos controlar o tempo durante o qual o ar é mantido fora. Não podemos permitir que o ar oscile, pois ele vai auxiliar o som. Portanto, antes temos que desenvolver essa musculatura de suporte postural para a expiração. Isso se torna um ato ativo e consciente.

Ou seja, precisamos entender nosso tempo. Se o ar acaba em algum momento, temos um tempo, certo? Assim, começamos a entrar em relação com esse tempo sem nos cansarmos. Compreendemos esse tempo, deixamos a inspiração recarregar e voltamos a expirar o ar sem nos cansar. Dessa forma, podemos perceber quais são os músculos internos sobre os quais começamos a expandir o controle. Portanto, esse primeiro exercício de suporte respiratório é um grande trabalho de meditação, porque não podemos produzir som sem antes controlar a respiração.

Quando respiramos em postura diafragmática, o fluxo de energia é constante. Existem exercícios diafragmáticos que se relacionam ao movimento físico. É diferente do que você faria se estivesse sonolento, por exemplo, mas se fizer exercícios para correr, subir escadas ou dançar, também sentirá melhora na resistência física.

O diafragma é um músculo que usamos de maneiras distintas em força e velocidade de contração, seja para funções de sobrevivência, como vomitar ou tossir, seja para produzir harmônicos reflexos da emoção, por exemplo um emocionante agudo. Então, esse músculo precisa se tornar consciente, e você precisa saber como ativá-lo e exercitá-lo.

Yoga é o método que aplica esse tipo de trabalho fisiológico respiratório, focando o controle do *prana*,[18] a força vital que nos impulsiona. O foco do exercício é não apenas o ar, mas também a postura física, influenciados e moderados pelo controle da respiração integral. Nesse contexto, são apresentadas diferentes posturas para prover completa circulação sanguínea e linfática ao corpo inteiro. Ao observarmos o suporte respiratório, podemos compreender o gesto no comportamento físico que sustenta o movimento sonoro.

INSPIRAÇÃO E EXPIRAÇÃO: ABSORÇÃO DE OXIGÊNIO E PERCEPÇÃO DA TEMPERATURA

A entrada do ar no corpo começa pelo nariz e continua até chegar aos pulmões. A entrada do ar pelo nariz ativa um músculo que

---

[18] Neste livro, abordamos *prana* explicitamente na língua portuguesa, para que não seja confundido com a religião, pois cada nome tem uma expressão em sânscrito. (N. A.)

abre as cordas vocais, permitindo que o ar flua sem obstruções. O ato de inalar pelo nariz tem funções fisiológicas importantes, como umidificar o ar e aumentar a sua temperatura. Essa mudança de temperatura é crucial para a absorção eficaz de oxigênio nos pulmões.

A entrada de ar no corpo acontece em quatro fases. Na primeira, o ar entra pelo nariz e começa a preencher a base dos pulmões, onde há mais espaço. Sentimos como se abríssemos completamente uma torneira, permitindo que a água flua de modo rápido para dentro do balde. Na segunda fase, ocorre uma correção do tórax para cima, que ajuda a manter o equilíbrio do corpo. Na terceira fase, completamos com uma inspiração suave pelo nariz. Na quarta fase, sustentamos o canal aberto estático. Essa é a pausa de ação física, quando percebemos a expansão interna sustentada. Tal processo de inspiração ajuda você a expandir a sua percepção interna para contemplar a consciência e a percepção de uma nova dimensão interna durante a quarta fase, mesmo sem movimento.

Já na expiração, o ar é expelido pela boca. Ao fazer isso, você sente o calor do ar saindo do tórax, onde estão o coração e o sangue quente. Isso ajuda você a perceber a diferença de temperatura entre a inspiração (ar frio) e a expiração (ar quente), vital para a ativação cardiorrespiratória, controlada através da respiração. Assim como a inspiração, a expiração também tem quatro fases – com um tempo sem movimento respiratório no final.

A primeira fase começa na base do pulmão, onde todo o ar quente é liberado com pressão leve e constante do diafragma, sustentando um fluxo pequeno de ar com direção inferior no peso do corpo. É como se estivéssemos embaçando um vidro. Na segunda fase, sentimos toda a evolução do ar subindo do abdômen para o tórax, com suporte abdominal. É como se dividíssemos primeiro na base do pulmão, depois no tórax.

Na terceira fase, o ar é liberado para a garganta e as cavidades nasais até que saia totalmente. Ao abrir a garganta, abrimos também o caminho com um bocejo. Ou seja, a terceira fase envolve a cabeça por completo, incluindo a tuba auditiva e os seios da face. E, finalmente, a quarta fase é a pausa expiratória, após total contração da parede abdominal em direção à lombar sem curvar o tórax e a coluna. Permanecemos sentindo a sustentação do comprimento e da postura, além da conexão com o nosso peso e o chão.

Aprender a controlar as fases da respiração vai ajudar você a desacelerar a sua frequência cardíaca, permitindo maior domínio sobre o corpo e as emoções. Através da respiração completa – inspiração e expiração –, somos capazes de regular a frequência cardíaca, retardando-a conforme a expiração se torna mais lenta e caracterizando a respiração ativa consciente – aquela em que controlamos a expiração, aquecendo o ar, para não o liberar todo de uma vez. A ideia de expirar ar quente tem o objetivo de focar a atenção na inversão térmica com a inspiração e estabelecer o controle.

É importante sentir o tempo da expiração e o de pausa sem movimento antes de iniciar a próxima inspiração, pois esse tempo será o de ressonância do som. Se você quiser ter controle sobre o tempo do som, precisa primeiro ter controle sobre o tempo durante o qual o ar é mantido fora de seu corpo e evitar oscilações, pois, como vimos, o ar auxilia na produção e na sustentação do som.

Entende como é necessário desenvolver a musculatura de suporte postural e de expiração? Esse processo se torna ativo e consciente à medida que exercitamos sem pressa o controle sutil de cada fase em todo movimento de entrada e saída do ar, em câmera lenta,

Aprender a controlar as fases da respiração vai ajudar você a desacelerar a sua frequência cardíaca, permitindo maior domínio sobre o corpo e as emoções.

ALQUIMIA DA VOZ
@DR.LUIZCANTONI

de maneira dinâmica, sem fragmentação. Tudo acontece sozinho, basta ativar a percepção do movimento natural.

Ao compreendermos nosso tempo respiratório, entramos em uma relação com ele sem nos cansar. Compreendemos e permitimos que, na inspiração, nos recarreguemos para, em seguida, expirar novamente, sem sentir cansaço. Assim, começamos a perceber os músculos internos e a expandir nosso controle sobre eles. Esse trabalho inicial do suporte respiratório é essencial para a meditação e para a formação do som, pois não podemos produzir som sem antes dominar essa técnica.

Toda experimentação vocal deve começar com o trabalho de suporte de ar, entendendo que isso é apenas o movimento do som, o gesto sonoro. Posteriormente, ganha espaço toda a compreensão do diafragma como um músculo que está relacionado à nossa sobrevivência e à manutenção da energia. Quando estamos em uma postura diafragmática, respirando de maneira adequada, o fluxo de energia se mantém constante.

Vamos, então, desenvolver a consciência e a capacidade de ativar esses músculos corretamente. Praticando as quatro fases de inspiração e as quatro fases de expiração, podemos aplicar esse movimento de maneira direcionada. E é nesse ponto que entram os exercícios específicos para cada cavidade do corpo.

Nosso corpo tem cavidades aéreas de diferentes dimensões, que se conectam ao tubo de entrada de ar pelo nariz e saída de ar pela boca. No livro *Chakra Frequencies* [Frequências de chakras, em tradução livre],[19] do casal Jonathan e Andi Goldman, é apresentado

---

19 GOLDMAN, J.; GOLDMAN, A. **Chakra Frequencies: Tantra of Sound**. Rochester, Vermont: Destiny Books, 2011.

cada ponto energético do corpo, cada chakra, e os exercícios respiratórios e vocais correspondentes a cada um deles. É interessante que esse estudo foi feito na primeira língua originária, o sânscrito. Mesmo sem saber o idioma, a pronúncia gera movimento sonoro com impacto sobre a precisão das sensações geradas em cada chakra correlacionado às emoções, que se manifestam ativando nossa energia e afirmação da veracidade dessas informações. Os autores explicam que, para experimentar pela primeira vez cada nível energético, devemos inspirar e expirar sete vezes, a fim de perceber o movimento físico e energético.

Os chakras são centros energéticos que, segundo as tradições hinduístas e budistas, estão localizados ao longo da coluna vertebral, distribuindo e regulando a energia vital no corpo. Existem sete chakras principais, que vão da base da coluna até o topo da cabeça, cada um relacionado a determinados aspectos físicos, emocionais e espirituais. Esses centros energéticos são conectados às partes do corpo e influenciam funções específicas, como a saúde física, o equilíbrio emocional e o bem-estar mental.

Aqui, é importante entender melhor um princípio da física acústica: quanto mais ar, mais grave é o som produzido; e quanto menos ar, mais agudo. Portanto, se quisermos acessar os tons graves da nossa voz, devemos utilizar as áreas com grande volume de cavidade aérea, que oferecem mais espaço para ampliar as ondas graves. A postura que mencionei para cada nível respiratório já é a postura para produzir tanto agudos quanto graves. Nesse sentido, há sete lugares para isso, criando organização geométrica para o gesto das sete notas musicais.

Esses "sete lugares" correspondem diretamente aos centros energéticos do corpo, ou chakras, amplamente conhecidos no estudo

Toda experimentação vocal deve começar com o trabalho de suporte de ar, entendendo que isso é apenas o movimento do som, o gesto sonoro.

ALQUIMIA DA VOZ
@DR.LUIZCANTONI

das práticas de som e respiração. Cada chakra está associado a uma região corporal específica e, consequentemente, a cavidades que ressoam de maneira distinta. Por exemplo, o *chakra raiz* (localizado na base da coluna) está associado às notas mais graves, enquanto o *chakra coronário* (no topo da cabeça) está relacionado aos tons mais agudos. Assim, ao alinhar a respiração com o movimento da energia pelos chakras, você pode controlar o timbre e a profundidade dos sons que produz. Isso cria correspondência entre a acústica da voz e os centros energéticos, conectando a prática vocal às sete notas musicais de maneira geométrica e energética, em sintonia com os princípios de ressonância do corpo.

OS NÍVEIS ENERGÉTICOS

A região do tórax é composta de quatro planos, perfazendo um quadrilátero com a área macro de ressonância: a parte de baixo, a de trás, a dos lados e a da frente e em cima. Todas elas serão trabalhadas nos quatro primeiros níveis energéticos. Entrando nas cavidades cranianas, temos a área micro da ressonância, ou seja, na cabeça, totalizando os outros níveis energéticos. No tórax, a maior eficiência de ação se forma pela percepção do todo com a grandeza passiva do nosso peso em ritmo lento; na cabeça, a melhor ação se constitui pela percepção do mínimo com muita leveza.

Ao acessarmos os níveis energéticos, todas as realidades da respiração vêm à tona. Em cada fragmento, há um exercício específico. Podemos tornar esse processo convidativo, evoluindo o controle de um exercício de cada vez, até que se faça a automatização da respiração.

No **primeiro nível energético**, há o ponto de percepção do corpo como um todo, localizado na base de nosso peso, nossa massa inteira. É importante sentir que a sua maior força é o seu peso, não algo que contraia os músculos. Primeiro, inspire para sentir a energia. Essa é a sensação inicial. Você deve acreditar nesse lugar e permitir que o seu peso seja liberado sem nenhuma resistência a não ser o seu esqueleto ereto soltando dos músculos e da pele, criando uma sensação de aterramento. Ao eliminar o ar com a expiração, pode soltá-lo de uma vez, como se estivesse liberando o peso para o chão. Esse exercício pode ser realizado em câmera lenta. Observando o movimento do ar, você vai perceber uma mudança de temperatura no corpo e uma sensação de arrepio subindo da base do quadril em direção à cabeça – quando expelimos o ar quente, somos capazes de notar tal ação. A percepção de energia está no entendimento de temperatura e movimento.

Esse é um exercício de ativação do fluxo respiratório com a saída do ar quente pela boca, estimulando a percepção dos espaços que você vai ativar na base do tórax com baixa intensidade e calor, como se estivesse embaçando um vidro. Quem dá sentido a essa saída de ar é o peso do corpo – e quanto mais lenta for a saída de ar, maior a possibilidade de você notar a energia e a ativação que está fazendo.

No **segundo nível energético**, você vai trabalhar com todo o suporte da frente do abdômen, focando o umbigo. É nesse ponto que encontrará a sua postura visceral, em que todos os ligamentos que sustentam as vísceras do abdômen se contraem, deixando-as compactas. Na fase uterina, esses ligamentos eram artérias e veias e seu primeiro nível de energia, por estar sem interferência da gravidade dentro do útero, em um universo líquido. Imagine as vísceras soltas dentro do abdômen, mas, com um movimento de contração, quando apertamos a barriga para dentro, todas as vísceras se

Quando estamos em uma postura diafragmática, respirando de maneira adequada, o fluxo de energia se mantém constante.

ALQUIMIA DA VOZ
@DR.LUIZCANTONI

tornam sólidas, compactas. Essa é a postura visceral, nossa primeira energia de controle para sustentação visceral e lombar e equilíbrio. É isso que o bebê faz por aproximadamente nove meses até que fique de pé.

Quando você expirou no primeiro nível, ainda não tentou ficar ereto, soltou o peso com os joelhos levemente soltos, formando a sensação de que vai para o chão. E quando ativou o segundo nível, colocou o umbigo para dentro, o ar em direção à cabeça. A diferença é grande na direção: o ar na primeira será liberado para baixo; na segunda, para cima. Simplesmente o umbigo indo para dentro e tudo que estava solto no primeiro agora se torna fechado.

Você vai sentir que essa energia de expirar pelo movimento do umbigo para dentro mantém a postura ereta. Ganhamos peso no primeiro nível e mantemos a postura reta no segundo nível. É um exercício de fortalecimento e resistência simples de se aplicar ao caminhar ou correr, por exemplo.

No **terceiro nível energético**, você vai ativar o diafragma na sua máxima contração. Deve contrair totalmente a parede abdominal e posicionar o diafragma contraído para cima, dentro do tórax. Nesse nível, precisa ativar a sensação de frio abaixo do umbigo, como quando entramos em água gelada e fazemos o movimento de contração total do abdômen. O diafragma é contraído no ponto mais alto, próximo ao último arco costal, em direção à coluna lombar. Você vai respirar utilizando os espaços intercostais.

É um exercício que ativa principalmente os espaços intercostais e toda a cavidade no meio do tórax, com menor fluxo de ar, e tende a ser mais rápido, pois há menos volume de ar do que nos níveis anteriores. Aqui, você não vai respirar muito; no lugar, deve fazer uma expiração de baixo volume com suporte na contração do umbigo, com ruídos de sibilância de um fricativo "x" ou "s", com afunilamento de lábios, língua ou dentes.

No **quarto nível energético**, você deve trabalhar a frente do tórax e movimentar a parte posterior dele. Entre os pulmões estão o coração, o timo e os grandes vasos sanguíneos. Se inflar os pulmões além do limite, você esmagará esses órgãos, e isso será visível pela dilatação dos vasos sanguíneos no pescoço. Para ativar a expiração nesse nível, sinta como se estivesse prestes a chorar, emocionado, apaixonado ou simplesmente com uma sensação de alívio.

Aqui, você não vai inspirar muito ar, mas essa respiração de apaixonado ou de surpreso cresce na frente do tórax, levando o crânio para cima também. Nesse ponto está localizado o nosso ego, e tanto o lado iluminado quanto o lado sombrio devem descer com o relaxar dos ombros. A respiração nessa região requer uma pequena quantidade de ar, pois nesse local também está o coração em frequente mudança de volume com a circulação sanguínea.

Cada exercício dos quatro primeiros níveis energéticos é uma forma de ativar e explorar as diferentes cavidades do tórax, trabalhando com a energia e as emoções correspondentes a cada uma delas. É um processo de autodescoberta e aperfeiçoamento, que permite que você desenvolva controle sobre o tempo da respiração, fortaleça os músculos envolvidos e conecte-se com sua energia interna. Esses exercícios são fundamentais para qualquer trabalho vocal técnico, pois estabelecem as bases para a produção de som de qualidade.

O **quinto nível energético** corresponde ao espaço entre as pregas vocais. Nele, você tem pouco ar, apenas alguns milímetros entre as pregas vocais, e a expiração é como se fosse rir sem fazer som. É apenas um pouquinho de ar que passa pela garganta.

Nesse nível, o fluxo de ar já é afunilado e mais intenso. É como se você tivesse uma pequena área, similar ao espaço entre as pálpebras. Portanto, movimentar esse lugar não é uma questão de força nem grandeza, e sim de fechar a válvula e reduzir o espaço entre as pregas vocais até que as membranas vedem sem fazer pressão sobre a mucosa. Comparando com o olho, fechar as pálpebras até espiar pela abertura do tamanho da pupila.

Nesse pequenino espaço, quanto menos ar houver, mais rápida será a frequência do som produzido pela vibração da mucosa das pregas vocais. Nos homens, essa vibração acontece em média de 80 a 120 ciclos por segundo, gerando timbre grave. Nas mulheres, as proporções laríngeas são diferentes, e essa vibração acontece em frequências mais altas, de 160 a 250 ciclos por segundo, constituindo timbre mais agudo. Esse é o movimento de ativação do quinto chakra.

Nesse nível, há a inversão proporcional, na qual menos ar torna a frequência mais alta. O gesto de rir sem fazer som permite sentir o fluxo de ar na glote, o espaço entre as pregas vocais e a leveza de movimento sem força, o que proporciona uma sensação de precisão e agilidade com a emoção do riso.

No **sexto nível energético**, você vai realizar o mesmo movimento que fez nas pregas vocais do quinto nível, com a diferença de fechar a boca e o ar sair pelo nariz. Aqui, é como se estivesse rindo com a boca fechada, mas agora unindo o riso com o choro. É a emoção do choro soprando pelo nariz. Nesse nível, surgem as emoções de tristeza, e é também quando encontramos o ponto mental para observar pensamentos que trazem memórias de traumas e sofrimento. Portanto, a respiração no sexto chakra é indicada para reduzir a ansiedade e as mágoas.

Respiração, uma meditação ativa

Os chakras são centros energéticos que, segundo as tradições hinduístas e budistas, estão localizados ao longo da coluna vertebral, distribuindo e regulando a energia vital no corpo.

ALQUIMIA DA VOZ
@DR.LUIZCANTONI

Assoprar pelo nariz nos permite tratar pensamentos que causam sofrimento, deixando drenar as mágoas físicas. Com o ar e o som, os ouvidos registram a liberação energética, ancorando o momento de cognição e ressignificação.

A respiração do **sétimo nível energético** surge com o espaço dentro do crânio que se abre quando você boceja. Esse é o sétimo chakra, que permite que o ar chegue nos seios da face e na tuba auditiva em canais muito estreitos que refrigeram o crânio e controlam a temperatura da cabeça. Permanecer com esses canais abertos traz a sensação do todo, desde o micro até o macro.

Essa experiência pode trazer sensação de expansão da energia e da matéria orgânica, e podemos perder o controle sobre a noção de tempo e espaço. Isso nos permite experienciar uma nova dimensão de consciência com profundidade de realidade tanto com o ar quanto com o som. Ao abrir o sétimo chakra como um todo, em câmera lenta e após a pausa expiratória, você volta a perceber também a cavidade inferior e a recomeçar o ciclo com uma nova inspiração, com uma nova percepção de dimensão interna.

Essas são as sete cavidades. É incrível como funciona! Recomendo que você tente fazer isso para sentir na pele o que estou falando. Nosso corpo tem uma enorme capacidade de produzir sensações. Sugiro que realize os exercícios propostos, memorizando em cada parte do corpo sua função para fazer som com transparência emocional. Confie em mim: essa é uma aula essencial para ativar a energia vital.

A PRÁTICA

Primeiro, você vai fazer o ar entrar e sair em quatro tempos, em cada um dos níveis, para ativar a percepção da pele interna com calor e frio. Assim, sentirá a energia sendo movimentada de um lugar para outro. Vamos repetir sete vezes a respiração em cada nível.

Inicie cada nível inspirando nos quatro tempos da inspiração, mantendo o crescimento do corpo para cima. Depois, com o esqueleto ereto, inicie a expiração.

- **Primeiro nível**: inspire quatro tempos lentamente, soltando os músculos e a pele, soltando o ar com o peso do corpo. Repita mais seis vezes com total atenção apenas na expiração.
- **Segundo nível**: na sequência, traga a consciência para o umbigo na expiração, aperte-o para dentro, eliminando o ar com firmeza, dando suporte à sua postura ereta. Repita mais seis vezes.
- **Terceiro nível**: traga a consciência para o limite do abdômen com o tórax e, como se estivesse entrando em água gelada, faça a contração máxima do abdômen, sustentando o tórax para cima. Expire sete vezes com a musculatura intercostal em ritmo mais rápido e com menos volume de ar.
- **Quarto nível**: guie sua atenção para a região do esterno, à frente do tórax. Sem perder todo o suporte dos três níveis inferiores, traga a expiração para o meio do peito e, como um cachorro colocando a língua para fora, deixe a expiração leve e alivie a pressão, suspirando aliviado sete vezes.
- **Quinto nível**: concentre sua atenção no pescoço e na fina quantidade de ar que flui entre as pregas vocais. Expire com leveza e rapidez (rir sem som) sete vezes.
- **Sexto nível**: feche a boca e sinta o gesto de chorar uma mágoa. A expiração vai ganhar a cavidade nasal e ativar canais estreitos na cabeça. Repita mais seis vezes.

- **Sétimo nível**: deixe o bocejo comandar a inspiração em câmera lenta, expandindo a sensação interna, e fique nesse lugar, em paz e sem movimento, antes de iniciar a expiração. Perceba a dimensão ser reconhecida em contemplação, com consciência e pertencimento. Repita mais seis vezes e perceba a frequência e a unidade entre corpo interno e externo.

Vamos fazer uma vez juntos: solte o peso, aperte o umbigo, traga para o meio do abdômen, como se estivesse entrando na água gelada, e solte. Agora, traga para o meio do peito e suspire em alívio, ria e chore sem som, e por fim sustente o bocejo. Em seguida, faça todo o movimento respiratório coordenadamente, observando apenas a temperatura quente e fria e a extensão da pele interna.

Observe que o movimento energético mudou a sua fase cerebral. Mudar a fase cerebral refere-se à alteração dos padrões de ondas cerebrais – como as ondas-alfa, associadas ao relaxamento, e as ondas-beta, ligadas ao estado de alerta. Quando você realiza esses exercícios de respiração e movimentos específicos, gera um impacto direto no sistema nervoso, em particular no nervo vago. O nervo vago é o principal componente do sistema nervoso parassimpático, que ajuda a regular funções involuntárias, como a frequência cardíaca, a digestão e a respiração. Ao ativar o nervo vago, você reduz os níveis de estresse e acalma o corpo, o que facilita a mudança para ondas cerebrais mais relaxadas.

A estimulação do nervo vago também contribui para melhorar a variabilidade da frequência cardíaca e reduzir o cortisol, o hormônio do estresse. Isso promove um estado de relaxamento profundo, aumenta o foco mental e facilita a sensação de bem-estar. Ao mudarem a fase cerebral e ativarem o nervo vago, esses exercícios

Ao alinhar a respiração com o movimento da energia pelos chakras, você pode controlar o timbre e a profundidade dos sons que produz.

ALQUIMIA DA VOZ
@DR.LUIZCANTONI

contribuem para o equilíbrio entre mente e corpo, proporcionando uma conexão mais profunda com as próprias sensações e emoções, enquanto reduzem os efeitos do estresse e da ansiedade.

Isso é mágico, é fisiologia. É isso que devemos ativar e sentir.

Nosso corpo é uma máquina capaz de produzir sensações. Todos devemos experimentar essa capacidade de expansão pela respiração, esse exercício de ativação da energia vital, o combustível abundante em nossa vida e que nós mesmos produzimos: o *prana*.

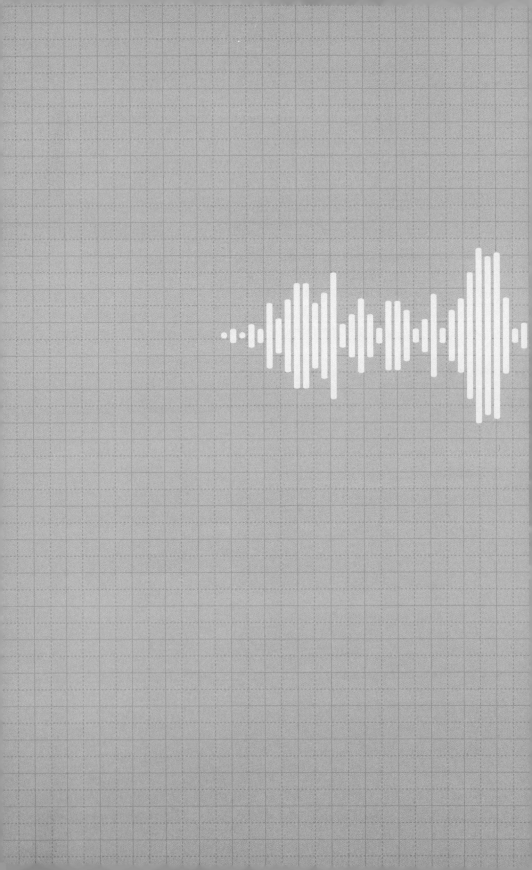

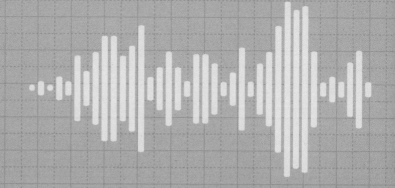

6.
ARTICULAÇÃO, VOCALIZAÇÃO E CHAKRAS

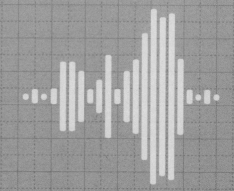

Em todo processo de respiração e fonação, o fluxo de ar é constante no tubo respiratório, promovendo acúmulo de secreções em cantos e ressecamento da mucosa. No intervalo entre uma respiração e outra, há a liberação de secreções para equilibrar a hidratação. Essas secreções que se acumulam na boca e na garganta são reguladas pela abertura e pelo fechamento da mandíbula.

A ativação da mandíbula é relacionada ao tempo de limpeza e realinhamento, com restauração da postura que envolve a mucosa, os músculos e as cartilagens que agem no sistema fonatório, com relaxamento e alongamento de grupos musculares utilizados ao sustentar a contração para emissão sonora.

O ato de engolir é como um processo de limpeza da garganta, no qual a língua atua como uma espécie de esponja na boca e na garganta, removendo as secreções em excesso e hidratando a mucosa. Esse é o ajuste de tempo ao respeitar o ritmo de fala, ao final de uma frase ou sentença longa, de que necessitamos para respirar e engolir. E é assim que o corpo se renova.

A primeira contração notável fecha a mandíbula e, consequentemente, a boca. À medida que a mandíbula se contrai, a boca se fecha, e a língua preenche toda a cavidade oral, o que corresponde à percepção de máxima contração visceral.

Essa máxima contração não está relacionada à respiração nem à fala, mas à deglutição. Portanto, quando fechamos a mandíbula, ativamos a função respiratória nasal, e a respiração oral só vai ocorrer com a abertura da mandíbula. Assim também, ao fecharmos a mandíbula, podemos iniciar a deglutição, enquanto abrir a mandíbula ou relaxar a musculatura estimula a respiração.

Para respirar pelo nariz, precisamos fechar a mandíbula. Então, surge o processo em que, durante a inspiração, a boca permanece fechada, e sentimos maior abertura das pregas vocais alongando os músculos que estavam contraídos durante a fonação.

A boca fechada, mas sem tensão na musculatura, é apenas uma postura passiva sem força de mastigação. Por outro lado, a postura de boca aberta indica uma musculatura completamente relaxada. Além dessas, existem outras ações integradas na postura para deglutição: lábios fechados franzidos em bico, língua encostada no céu da boca com a ponta da língua tocando os dentes incisivos fechados, e a postura de abertura com relaxamento, com a boca aberta e a língua relaxada. Esse é o processo de ação da musculatura e da articulação, sobretudo da língua. Quando a língua está totalmente em contato com o céu da boca, a cavidade oral está fechada. Quando apenas os lábios estão encostados e a língua está relaxada, a cavidade oral está aberta, com o orifício de saída fechado.

Existe uma postura oral em que a mandíbula está totalmente relaxada e aberta. Durante um bocejo, por exemplo, temos a mesma situação. Na postura oral labial, ocorre o simples contato dos lábios, como na pronúncia da consoante /m/. A outra forma é o completo fechamento da língua no céu da boca, caracterizando a articulação da consoante /n/. Portanto, é possível deixar apenas o lábio encostado, tudo aberto ou tudo fechado.

Com somente o lábio encostado, a ressonância da consoante /m/ é concentrada na cavidade oral. Nesse momento, a mandíbula

O ato de engolir é como um processo de limpeza da garganta.

ALQUIMIA DA VOZ
@DR.LUIZCANTONI

está semiaberta, mas os lábios estão juntos. Gosto de dizer que a sensação emocional de referência para esse som é como saborear algo delicioso. Quando pronunciamos a palavra "bom", sentimos o "mmm" no final. Essa é a sensação emocional, como saborear a memória afetiva de algo gostoso preparado pela avó. Aqui, a ressonância está nos lábios, e a sensação, no estômago e no coração. A memória ativa o som, que se torna genuíno em sua máxima expressão, refletindo o melhor harmônico.

A busca constante é por uma sensação que aperfeiçoe a intenção do som. Quando falamos em fechar completamente os lábios e deixar a língua no céu da boca, estamos falando da consoante /n/. Nesse caso, percebemos que o som relacionado traz memórias de cheiro desagradável e a atitude de defesa de eliminar o ar pelas narinas para não sentir o "ruim". Fechamos a língua no céu da boca e sentimos toda a ressonância no nariz.

Mesmo que a emissão de boca fechada em /m/ e /n/ possa estar na mesma frequência, a mudança da boca para o nariz altera a tonalidade do timbre de grave para médio agudo. Essa é a diferença de articulação das ressonâncias oral e nasal.

ARTICULAÇÃO DA LÍNGUA NA VOCALIZAÇÃO DE BOCA ABERTA

No estudo da articulação da língua, vamos entender o movimento de duas porções da língua. Uma é horizontal, está na cavidade oral, representa um terço da língua e tem sensores gustativos do paladar. E a outra porção está verticalmente na parte posterior e inferior da faringe, com volume de dois terços, sendo responsável por deglutição e proteção das vias aéreas.

É importante entender que, com a mandíbula aberta, teremos vogais de formação mais aberta, com ângulos grandes que tornam o timbre mais agudo. Quando a boca está fechada, tornamos o timbre mais grave, devido ao aumento do comprimento proporcional do tubo de ressonância, e lidamos com ângulos menores e a projeção para a frente da boca.

VOGAL /i/[20]

O menor ângulo de abertura da boca é o da vogal /i/. Isso porque o /i/ é formado entre os lábios, com a língua posicionada atrás dos dentes, deixando um pequeno espaço entre ela e o palato superior, projetando a onda sonora nos dentes e criando relação com os lábios. Aqui, os lábios são projetados em uma área pequena, o que faz com que o som seja articulado entre o dente e o lábio. Esse é o espaço da vogal /i/, o menor possível, com um ângulo muito pequeno, quase com a boca fechada. Um pequeno espaço de ar entre a língua e o dente projeta o som para a frente. Portanto, a ressonância ocorre entre a língua, os dentes e os lábios. Em francês, o /i/ fica entre os lábios; mas em português, ele fica atrás dos dentes.

VOGAL /ẽ/

Na ordem de abertura, a próxima vogal é articulada simplesmente abrindo a boca e relaxando a língua. Devemos manter o fluxo de onda sonora sem contração ou atitude da língua, permitindo que a ressonância passe pelo céu da boca e pela língua. Para produzir o /ẽ/,

---

20 A notação entre barras é uma convenção dos símbolos fonéticos. Muitas vezes, o símbolo não é relacionado ao som, então colocaremos exemplos para tornar mais clara a explicação. (N. E.)

basta relaxar a língua e, com esse relaxamento, a reverberação do som será projetada no céu da boca. Isso não exige força, apenas o relaxamento da língua e a abertura da boca. Por exemplo, a palavra "mês".

VOGAL /ɛ/

A diferença entre /ẽ/ e /ɛ/ é apenas o tamanho da abertura da mandíbula. O /ẽ/ tem um ângulo de abertura similar ao da projeção da vogal /i/. Assim, podemos fazer a sequência de abertura fonética do /i/ ao /ɛ/, iniciando com a vogal /i/ na frente, depois soltando a língua para que o /ẽ/ ocupe a cavidade oral e, em seguida, abrindo mais a mandíbula para que a vogal /ɛ/ seja projetada sem nenhuma ação muscular da língua e mantenha a sonoridade aberta. Por exemplo: a palavra "fé".

VOGAL /a/

O próximo movimento é de abertura total da cavidade oral com a ação da parte posterior da língua e com a abertura da parte lateral da boca para formar a vogal /a/. Enquanto estávamos com a língua solta na vogal /ɛ/, para alternar para a vogal /a/ é a sutileza de intencionar o movimento da parte posterior da língua para fora, sem mudar a postura da ponta da língua. Devemos estudar e sentir esses movimentos de uma vogal para outra.

VOGAL /ɔ/

A postura da língua relaxada para a vogal /ɔ/ é a mesma da vogal /ɛ/, juntamente da ação do músculo elevador do palato como em um bocejo. Assim, perceberemos que a sequência de abertura fonética inicia na frente na boca e vai para a parte posterior, na ordem: /i/, /ẽ/, /ɛ/, /a/. Por exemplo, a palavra "nó".

> Nós deveríamos fazer muitas pausas com a língua.
>
> ALQUIMIA DA VOZ
> @DR.LUIZCANTONI

VOGAL /o/

Depois que a vogal /a/ é totalmente aberta, se inicia o fechamento da parte da frente da cavidade da boca e do ângulo da mandíbula. Basta fechar a mandíbula e ativar o músculo elevador do palato com o gesto do bocejo. Assim, a vogal vai se transformar em vogal /o/, relaxando a língua como na vogal /ẽ/, e a cavidade posterior manterá a ressonância projetada e reduzirá a abertura lateral das bochechas, formando um tubo de projeção circular.

VOGAL /u/

Então o processo de fechamento da articulação se completa na formação da vogal /u/, quando a língua estreita o espaço com a faringe e o palato, com o som sendo projetado para a parte posterior. Agora, movendo a língua para trás na postura do /u/, os lábios vão para a frente, dando comprimento ao tubo de ressonância posterior até a saída da cavidade oral.

RELAÇÃO DAS VOGAIS E SÍLABAS COM OS CHAKRAS

Cada vogal é associada a um chakra. A vogal /u/ está ligada ao primeiro chakra; /o/, ao segundo chakra; /ɔ/, ao terceiro chakra; /a/, ao quarto chakra; /ɛ/, ao quinto chakra; /ẽ/, ao sexto chakra; e /i/, ao sétimo chakra. Essa é a ordem de abertura das vogais nos sete chakras.

Os vocalizes são exercícios que variam de uma vogal para outra, de uma nota para outra, buscando agilidade para ganhar brilho e sonoridade. Depois disso, começamos a formar sílabas e a variar as notas e as interpretações dentro delas.

Depois de falar sobre a articulação do som, vamos para a percepção do som. Primeiro, percebemos o som e a nossa abertura vocal. Depois, percebemos a energia que esse som movimentou em nós. Então, passamos por um estágio de observação da energia.

Aperfeiçoar a articulação significa melhorar a projeção sem forçar a língua. Quando começamos a melhorar, é porque passamos a projetar sem força na língua, pois temos duas vogais, /ẽ/ e /o/, que são articuladas com a língua relaxada.

Nós deveríamos fazer muitas pausas com a língua. O desenvolvimento da voz a partir da percepção da energia nos permite produzir som sem gastar energia desnecessariamente. Portanto, esse se torna outro passo na articulação: perceber que o movimento suave também pode aumentar a energia, não apenas o gesto de colocar todos os músculos em tensão muscular. Eu gosto de desenvolver essa percepção mental pois, a partir dela, de maneira simples, conseguimos perceber duas formas diferentes, aberta e fechada, sem usar tensão na língua, o /o/ e o /m/. Nessa sequência, podemos experienciar a sonorização sem tensão na língua, permitindo o aumento na impedância dos harmônicos na cabeça.

Começamos a perceber que, quando fechamos a boca, ainda podemos emitir som sem diminuir sua intensidade. Portanto, não precisamos de intensidade com a boca fechada, e essa percepção se aplica apenas ao /ɔ/. A língua está relaxada e após o /m/ a língua também permanece relaxada. Então, emitimos som com a língua relaxada e os lábios fechados. Esse é o primeiro exercício, a integração entre uma consoante e uma vogal, com a intenção de perceber o controle da sonoridade sem gasto energético.

Há uma inversão de proporção em que normalmente pensamos quando acreditamos que, para fazer um som intenso, precisamos

Primeiro, percebemos o som e a nossa abertura vocal. Depois, percebemos a energia que esse som movimentou em nós.

ALQUIMIA DA VOZ
@DR.LUIZCANTONI

de força. Precisamos romper esse paradigma mental, e essa é uma terapia que exige uma aula específica. Todo o processo de tempo natural biológico, emocional e mental deve ser respeitado para que a nossa identidade sinta conforto e a contemplação com a mudança do gesto vocal se torne automatizada. Devemos evitar contaminar a mente com outros exercícios se ainda não houve maturação, pois a percepção da energia não está relacionada à quantidade de conhecimento que estamos aplicando na prática. Devemos deixar nosso corpo perceber que podemos emitir som e diminuir o gasto de energia em primeiro lugar. Ou seja, todo o harmônico estava ali, parado, eu não fiz nenhum esforço para ele acontecer, apenas ocorreu de maneira passiva e sustentada.

Existe uma postura corporal que é usada, com o equilíbrio da coluna, do diafragma e do tórax. É um alinhamento físico em que, com a língua relaxada, todo o resto se relaxa. Há uma postura reta, mas com peso a sustentando. Então a língua repousa, relaxada, e tudo vibra. Assim, o som, como um harmônico puro, vem.

LAM: SÍLABA DO PRIMEIRO CHAKRA

Da mesma forma que entendemos os sete chakras com a respiração, agora vamos entender os sete chakras com ressonância – e já pensando em uma ativação de sílaba. Cada sílaba tem um desenho acústico. No caso do **primeiro chakra**, o desenho acústico começa pela consoante /l/, quando a língua está no céu da boca, como se tivesse uma baqueta esperando para bater no tambor. Por exemplo, na palavra "lua".

Começamos com a língua no céu da boca, como se houvesse um /l/ vibrando no tórax. Então, todas as sílabas vão, no final, ressoar com o /l/, e sempre haverá uma sílaba acontecendo e outra ressoando. É um movimento constante, dinâmico.

E então temos o movimento do ar no primeiro chakra, com toda a garganta aberta. Esse é o lugar por onde o ar vai entrar. É o /a/ que desce para o tórax. Normalmente falamos na boca, e a proposta desse exercício é levar o som para o peso do corpo. Depois de abrir todo o ar, pegamos essa ressonância e a mantemos no /m/.

VAM: SÍLABA DO SEGUNDO CHAKRA

O **segundo chakra** tem um movimento de ar que vem com a contração do umbigo, com o apoio da consoante fricativa labiodental /v/. Esse fonema direciona toda a projeção do movimento sonoro em um eixo de 90 graus para cima. O que estava descendo agora vira 180 graus e sobe. Então, a abertura da vogal /a/ ressonando o tórax e seguindo, temos o /m/, sem som. Assim, apoiamos a ressonância dos lábios, fortalecendo a cavidade oral fechada com suporte diafragmático no umbigo, conectando a ressonância da cabeça e criando a percepção de duas câmaras ressonando ao mesmo tempo: o tórax, um quadrilátero, e o crânio, uma esfera. Ao entrar em equilíbrio de impedância, os harmônicos se encontram e produzem oscilação acústica, identificada auditivamente como vibrato.

RAM: SÍLABA DO TERCEIRO CHAKRA

Depois vem o **terceiro chakra**, que é a contração do diafragma embaixo das costelas, como falamos antes. Aqui, enrolamos a língua simplesmente vibrando de acordo com a emoção, variando intensidade da pressão na ponta da língua em /r/ ou grunhindo visceralmente com o /r/ sustentado com suporte diafragmático.

Então são três notas, uma para cada chakra, e o terceiro chakra é o máximo da energia do som. A musculatura intercostal ativada dá suporte e agilidade para múltiplas repetições em harmonia de sustentação. Por exemplo, a palavra "rei".

A abertura da vogal /a/ ressoa no tórax e segue, então apoiamos a ressonância dos lábios na cavidade oral fechada com suporte diafragmático no umbigo, conectando a ressonância da cabeça e criando a percepção de duas câmaras ressonando ao mesmo tempo com vibrato.

YAM: SÍLABA DO QUARTO CHAKRA

Agora chegamos ao **quarto chakra**, o cardíaco. Aqui, respiramos como se estivéssemos suspirando. Fazemos isso após termos pressionado o terceiro chakra. Respiramos à frente no quarto chakra, que começa com um /y/.

Esse é o lugar do eu, abrindo a ressonância da vogal /a/, o lugar do ego. Aqui, alcançamos o ápice da energia, mas de uma forma gentil e suave, com o coração em ressonância com os lábios fechados, projetando o /m/, sem pressão.

HAM: SÍLABA DO QUINTO CHAKRA

Em seguida, avançamos para o quinto chakra, as próprias cordas vocais. É o lugar em que rimos. É um /r/ sutil, onde todo o espaço do coração se encontra. Não há espaço sobrando, apenas o necessário.

SHAM: SÍLABA DO SEXTO CHAKRA

Aqui, fechamos a boca, todo o ar é eliminado pelo nariz, e produzimos o ruído fricativo /ʃ/ com a próxima nota musical, definindo o estreitamento do ar na cavidade nasal. Então vem a abertura da vogal /a/, ressoando e seguindo, e apoiamos a ressonância dos lábios na cavidade oral fechada, com suporte diafragmático no umbigo conectando a ressonância da cabeça e criando a percepção da câmara nasal metálica no crânio. Por exemplo, a palavra "chá".

Historicamente, o mantra SHAM é associado a uma tradição mais antiga e específica do trabalho energético com os chakras.[21] Em algumas práticas, como no Tantra e nas tradições de meditação ligadas ao sânscrito, cada chakra tem um som próprio que ressoa em harmonia com a energia desse centro. SHAM é o som associado ao ajna chakra, porque a fricativa inicial /ʃ/ cria uma vibração que se concentra na região da cabeça e da cavidade nasal, o que ativa a percepção sensorial e a intuição, características do terceiro olho.

Por outro lado, AUM ou OM é um mantra universal, utilizado em muitas práticas para trazer equilíbrio geral ao corpo e à mente, envolvendo todos os chakras. Porém, sua ressonância não é tão específica quanto a de SHAM para o sexto chakra. AUM simboliza a unidade do Universo, enquanto SHAM tem uma ação focada na ativação da percepção elevada e na clareza mental, sendo uma escolha mais precisa quando o objetivo é trabalhar especificamente com o chakra do terceiro olho.

OM: SÍLABA DO SÉTIMO CHAKRA

No sétimo chakra, bocejamos. É o espaço aberto pela contração do músculo elevador do palato, que abre a tuba auditiva e aumenta a percepção interna de propagação do som, em projeção de harmônicos, nos seios da face com a abertura da vogal /o/, expandindo o tórax sem pressão.

---

21 LARKIN, B. Bija Mantras: The Chakra Mantras and Their Sounds. **Brett Larkin Yoga Uplifted**, 6 abr. 2021. Disponível em: www.brettlarkin.com/bija-mantras-chakra-sounds/. Acesso em: 7 out. 2024.

Assim, produzimos os sete sons. Essas são as sete dobras do som que nos levará de volta ao começo, ao oitavo som, a oitava produzida na ressonância labial /m/. Saímos de uma nota pelo lábio inferior e chegamos na oitava dessa nota pelo lábio superior. Primeiro está o universo macro e, por último, o universo micro. Cada sílaba é chamada de बीज (*bidja* em sânscrito), por isso chamamos *bidja* do primeiro chakra, *bidja* do segundo chakra, *bidja* do terceiro chakra, e assim por diante.

O método das vogais associadas aos chakras é simples e poderoso! São conhecimentos fisiológicos das vogais para demonstrar um movimento energético no corpo. Como especialista, acho essa parte a mais interessante. Cada vogal traz sensações que todos os humanos, em qualquer língua, sentem. As sensações são universais. Por exemplo, o sabor bom é sentido nos lábios, e o sabor ruim é sentido no nariz, em qualquer língua.

Cada espécie tem a própria linguagem, e os humanos não são exceção. Mas a verdade é que a língua das emoções e a língua da sobrevivência são as que aprendemos primeiro. É a linguagem dos instintos.

Na verdade, isso justifica o uso sagrado e antigo dos mantras. Eles não são apenas para contemplar o som. O som pode até parecer estranho, mas a intenção dele é tocar você em um nível além do físico. É uma abertura espiritual. É onde vamos concentrar nossa atenção. A voz consciente ou cristal, por exemplo, é a voz que está em ressonância com o corpo, sem a interferência da mente. É a ressonância direta do eu superior e do espírito no coração.

Gerar abertura espiritual é importante porque permite que o som e a vibração ultrapassem o nível físico e mental, acessando dimensões mais profundas do ser. Mantras e práticas de vocalização, como a voz consciente ou cristal, são ferramentas que facilitam essa abertura ao

O método das vogais associadas aos chakras é simples e poderoso! São conhecimentos fisiológicos das vogais para demonstrar um movimento energético no corpo.

ALQUIMIA DA VOZ
@DR.LUIZCANTONI

conectar o praticante com o eu superior, transcendendo a mente e ativando a ressonância do espírito diretamente no coração.

Essa conexão espiritual é fundamental, pois os mantras e sons sagrados têm a intenção de alinhar o corpo, a mente e o espírito, promovendo não apenas o bem-estar físico, mas também uma harmonia interna mais profunda. Ao gerar essa abertura, a pessoa acessa um estado de consciência mais elevado, no qual energias sutis podem ser sentidas e processadas, o que facilita o equilíbrio emocional, mental e espiritual.

Além disso, o som que ressoa no corpo sem a interferência da mente, como ocorre na voz consciente, torna-se um canal puro de energia. Essa ressonância atua como uma ponte entre o mundo material e os planos espirituais, permitindo que a pessoa acesse intuições, curas e um senso mais profundo de unidade com o Universo. Por isso, a abertura espiritual é um dos elementos centrais no uso sagrado e antigo dos mantras.

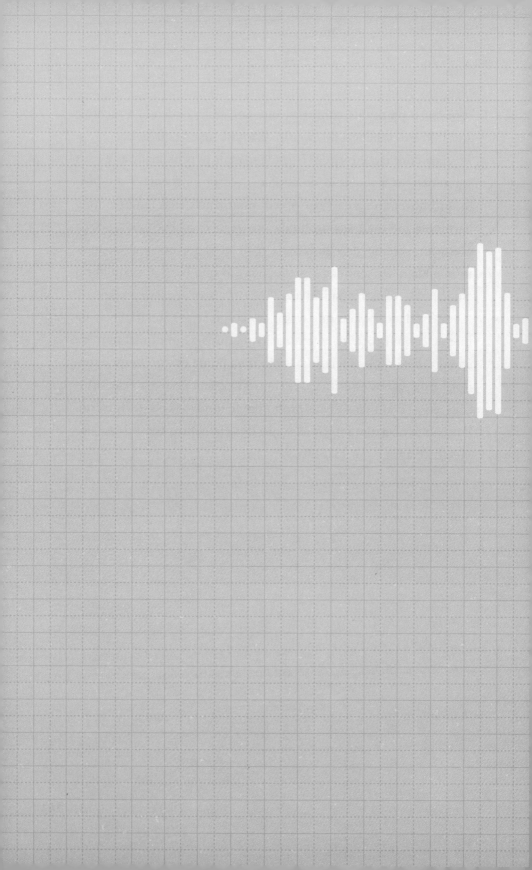

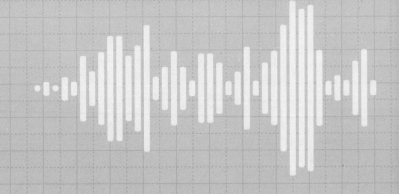

7.
HIGIENE DA VOZ E QUALIDADE DE VIDA

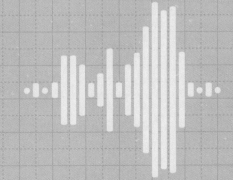

A higiene vocal desempenha um papel crucial, atuando como elemento facilitador do aprendizado e da aplicação minuciosa do método ao longo do tempo.

Nesse contexto, abordaremos uma sequência simplificada que se converte em uma eficiente rotina de aquecimento vocal. A escolha da palavra "higiene" aqui é deliberada, em vez do mais comum "aquecimento". Enquanto este último sugere gasto energético e aceleração do metabolismo, "higiene" evoca uma ideia de eliminação de ruídos excessivos e desnecessários de nossa mente e nosso comportamento, conceitos essenciais para o método.

A higiene vocal inicia-se no silêncio. O primeiro passo consiste em manter de três a doze minutos de quietude, período no qual uma sequência de respiração e meditação é executada. Este é o primeiro estágio: um estado de repouso unido a um exercício físico de respiração. Mesmo na quietude, não permanecemos inertes, pois realizamos a atividade respiratória que nos revigora. Assim, o primeiro passo é acumular a energia necessária para usar de modo eficiente a voz.

Após esse período de silêncio e respiração, começamos a fase sonorizada com a boca fechada. Esse protocolo de higiene vocal é adotado e reconhecido mundialmente por profissionais da voz, como otorrinolaringologistas e professores de canto. A sonorização ocorre em dois estágios: primeiro, buscamos sentir as cavidades do tórax e, depois, as da cabeça.

Mesmo na quietude, não permanecemos inertes, pois realizamos a atividade respiratória que nos revigora. Assim, o primeiro passo é acumular a energia necessária para usar de modo eficiente a voz.

ALQUIMIA DA VOZ
@DR.LUIZCANTONI

Para acionar a ressonância torácica, utilizamos a consoante /m/, gerando o que chamamos de ressonância labial. Com a boca fechada, produzimos um som que deve ir do tórax até os lábios. Nesse processo, a consoante /b/ auxilia na emissão do som na palavra "bom". Para aqueles já familiarizados com o estudo da voz, pode-se iniciar diretamente com o /m/.

O exercício "gosto bom" evoca uma sensação positiva que gera ressonância em nosso corpo. Assim, entendemos que a higiene vocal se baseia na combinação de uma ação física e uma emoção, cuja conjunção cria ressonância em nosso corpo, sendo a primeira a labial.

Em seguida, temos a segunda ressonância, a craniana, também conhecida como ressonância nasal, pois envolve a ação da língua contra o céu da boca. Quando fazemos isso, a ressonância que normalmente iria para a boca é direcionada ao nariz. Considerando que o nariz é uma cavidade menor do que a boca, isso resulta na amplificação das frequências mais agudas. Portanto, um som que se origina nos lábios, quando passa pelo nariz, é comprimido e, assim, percebemos mais as frequências médias e agudas.

Entre a boca e o nariz, ocorre a divisão das frequências graves e médias. Ao tocarmos a língua no céu da boca, já estamos preparando os ouvidos para essa mudança de frequência.

O exercício inicia-se com o som do /m/ produzido na boca (no "gosto bom") e, quando a língua toca o céu da boca, ele passa para o "cheiro ruim". Esse é o momento de geração da ressonância nasal. Alternar entre a ressonância labial e a nasal constitui o primeiro exercício sonorizado de higiene vocal, utilizando uma sequência de notas (dó, ré, mi, fá, sol), que representa um intervalo de quinta, como referência.

Após trabalhar com a boca fechada, passamos para o aquecimento da língua. O primeiro exercício com a língua, ainda com a boca fechada, é relaxá-la e posicioná-la contra o céu da boca.

As ressonâncias desempenham um papel essencial na produção vocal, e sua relação com as notas musicais é uma ferramenta poderosa para o controle da qualidade sonora. Quando alternamos entre ressonâncias labiais e nasais, como no exercício descrito, estamos modificando a forma como o som vibra dentro das cavidades orais e nasais. Cada cavidade oferece um espaço acústico específico que influencia as frequências emitidas. Assim, sons produzidos com ressonância labial (como o /m/) têm uma característica mais suave e fechada, enquanto os sons nasais (como ocorre quando o ar é direcionado para a cavidade nasal) têm uma projeção mais aberta e brilhante.

A relação com as notas musicais – como a sequência dó, ré, mi, fá, sol – está ligada ao ajuste dessas ressonâncias para alcançar uma emissão vocal clara e afinada. Cada nota musical tem uma frequência específica que precisa ser sustentada pelo corpo, utilizando diferentes cavidades de ressonância. Por exemplo, notas mais graves geralmente utilizam a ressonância torácica e oral, enquanto notas mais agudas dependem da ressonância nas cavidades nasais e da cabeça. Ao entender e trabalhar tais nuances, o cantor ou orador pode ajustar a emissão de acordo com a nota musical, melhorando tanto a afinação quanto a qualidade e a projeção do som.

Voltando ao exercícios, agora focamos a articulação da língua com a boca aberta. Há cinco principais movimentos nessa posição. O primeiro, já realizado com a boca fechada, é o relaxamento da língua. Com a boca aberta, temos duas vogais feitas com a língua

Cada nota musical tem uma frequência específica que precisa ser sustentada pelo corpo, utilizando diferentes cavidades de ressonância.

ALQUIMIA DA VOZ
@DR.LUIZCANTONI

relaxada e três vogais produzidas com a língua direcionada para a frente, para trás e totalmente aberta. Portanto, as cinco vogais envolvem dois sons com a língua relaxada, um som com a língua para a frente, um som com a língua para trás e um som com a língua totalmente aberta na garganta. O ângulo de abertura define diferentes acentuações na sonoridade da mesma vogal.

Na posição frontal, temos a vogal /i/. Na posição traseira, a vogal /o/. E com a posição totalmente aberta na garganta, temos a vogal /ɛ/, produzida ao soltar a língua e o céu da boca. A diferença entre as vogais /ɛ/ e /o/ está na posição da língua: para o /ɛ/, ela é solta; para o /o/, ela é puxada para trás.

O próximo passo pede a língua completamente relaxada, que é alcançada por meio de um bocejo. Nesse momento, atingimos uma abertura circular que representa a boca totalmente aberta. Assim, temos a língua projetada para a frente, relaxada e aberta, produzindo um som característico. Observe que essa abertura natural é como se estivesse apenas semiaberta. Em inglês, esse som é representado pela expressão *yeah*. A partir desse som, iniciamos o processo de fechamento, trazendo a língua para trás. Essa é a abertura completa da vogal, também conhecida como *círculo de abertura da vogal*.

Avançando, devemos deixar claro que não estamos buscando imitar o som de um gato. Contudo, se tentarmos pronunciar um "miau" empregando as vogais, notaremos o círculo de abertura e a articulação da língua. Em essência, a imitação do gato auxilia no aquecimento vocal.

Quando compreendemos a função do exercício, fica mais fácil incorporá-lo à nossa rotina de higiene vocal, pois transforma-se em uma brincadeira, e não em uma busca incessante pela perfeição, o que pode resultar em frustração. O objetivo é introduzir os exercícios de maneira técnica para que sejam compreendidos e, depois, se tornem lúdicos. Isso facilita o processo de memorização. Afinal, podemos esquecer um texto, mas nunca o tom da piada!

Prosseguindo, após aquecer a articulação e a abertura da língua, o próximo passo é estabelecer contato com as cordas vocais. Esse contato é aquecido com alta pressão de ar, como se precisássemos exercer uma força considerável sobre as cordas vocais para mantê-las um pouco mais fechadas. Depois de pressionarmos firmemente o lábio superior contra o inferior e obstruirmos a saída de ar, começamos a acumular pressão. Nesse estágio, você sentirá naturalmente uma pressão no pescoço. Esse é o momento de ativar o som. Você perceberá uma sensação de cócegas na garganta, um indicativo de que as cordas vocais estão otimizando o contato durante a vibração. Assim acontece o processo de ativação das cordas vocais, ainda com a boca fechada.

A técnica seguinte é simular que estamos pilotando um avião. O que importa aqui é o ruído. O barulho é projetado para fora, e o som ressoa acima das cordas vocais, que estão operando com um contato muito preciso. Não há espaço para o ar passar. Esse é um exercício que auxilia a percepção do melhor ponto de contato das duas cordas vocais para uma performance vocal otimizada – é chamado de fricativo labiodental e representado foneticamente por um /v/.

O FRICATIVO LABIODENTAL

O termo se refere a um tipo específico de som produzido na fala. Fricativos são sons produzidos ao forçarmos o ar através de um estreitamento no trato vocal. Nesse caso, o estreitamento ocorre entre os lábios e os dentes.

No português, os sons fricativos labiodentais são o /f/ e o /v/. Quando você os pronuncia, força o ar para fora da boca através de um pequeno espaço entre o lábio inferior e os dentes superiores, causando uma espécie de fricção que dá ao som seu caráter distintivo.

Como exercício, o fricativo labiodental pode ser usado para ajudar a aquecer e treinar os músculos do trato vocal, melhorar a articulação e a clareza da fala e até mesmo aliviar a tensão e o estresse das cordas vocais. Pode ser especialmente útil para cantores, atores, oradores públicos ou qualquer um que use a voz de maneira intensiva.

Para fazer o exercício, você pode começar pronunciando lentamente o som /f/ ou o /v/, prestando atenção em como os lábios e os dentes trabalham juntos. Depois, tente fazer o som por um período prolongado, mantendo o fluxo de ar constante e estável. Com a prática, você deve conseguir fazer o som de maneira mais controlada e confortável, o que pode melhorar sua capacidade de produzir esses e outros sons fricativos de modo eficaz, seja na fala, seja no canto.

Após preparar tudo e "ligar o motor" do avião com o fricativo labiodental, é a vez de ligar o trator e produzir a vibração da língua, a última fase da rotina de higiene. Antes, no entanto, devemos garantir que todas as outras etapas tenham sido realizadas.

Podemos combinar os exercícios simulando pilotar um avião e liberando uma vogal de projeção, tanto com o labiodental quanto com a vibração da língua. Existem pessoas que têm a língua presa e não conseguem fazer a vibração, mas isso não é um problema, pois podemos substituir pela vibração labial.

É importante estudar a própria voz diariamente, pois ela está em constante evolução à medida que envelhecemos. Quando for falar em público, faça apenas o que já conhece. Porém, durante os estudos, teste tudo!

ALQUIMIA DA VOZ
@DR.LUIZCANTONI

Esses são os exercícios de higiene vocal. São simples e universais, e acredito que todos fazem pelo menos algum deles. Ao ganhar intimidade com os exercícios, você sentirá que em alguns dias precisa vibrar mais o lábio, e em outros precisa abrir mais as vogais. A recomendação é fazer todos eles, uma ou duas vezes por semana. Lembre-se: é importante estudar a própria voz diariamente, pois ela está em constante evolução à medida que envelhecemos. Quando for falar em público, faça apenas o que já conhece. Porém, durante os estudos, teste tudo!

É fundamental discernir o tempo necessário para amadurecer suas percepções. Pode levar seis meses ou um ano se você praticar todos os dias, mas uma vez amadurecido, nem precisará fazer um exercício, tudo estará em ordem. Quando você atinge esse estágio, não precisa mais aprender, apenas manter.

Vale reforçar que quando a gente já adaptou a voz e a amadureceu, preparando-a para falar, dar uma aula ou cantar, devemos fazer isso com o que já conhecemos bem. São processos distintos. Quando está amadurecendo, você se desafia, testando seus limites. Contudo, quando está apenas aquecendo para fazer algo, não é hora de testar seus limites, mas de aplicar o que já conhece. A intenção dessas duas situações é distinta.

No que diz respeito à idade para começar os exercícios, estamos entrando em uma área chamada iniciação musical. O ouvido de uma criança começa a desenvolver cognição em ambos os lados do cérebro aos 7 anos. As crianças menores ainda não têm uma conexão entre a razão e a emoção, ou seja, ainda não têm a cognição de compreensão sobre a própria voz. A partir dessa idade, no entanto, não há limites. Pense na idade avançada. Se tivermos controle respiratório aos 80 ou 90 anos, teremos melhor qualidade de vida.

Se tivermos uma voz ativa sem cansaço, teremos uma comunicação mais ativa e eficiente, e também conseguiremos expressar tranquilidade por meio da fala.

Um estudo interessante mostra que, à medida que as pessoas envelhecem, se trabalharem a voz, a eficiência vocal delas se torna ainda melhor. O estudo analisou a voz de Frank Sinatra aos 20, 40, 60 e 80 anos, sempre cantando a mesma música. Aos 85 anos, a melhor execução foi percebida, provando que, para quem realiza exercícios vocais, é possível ter, inclusive na terceira idade, uma melhor qualidade de voz.[22]

Lembro-me de que, durante meu mestrado na Filadélfia, nos Estados Unidos, participei de um congresso da Academia Americana de Voz. O evento foi aberto por uma cantora. Totalmente no escuro, a música da Disney foi cantada por uma personagem com voz e timbre de uma jovem. Quando as luzes se acenderam, revelou-se uma senhora de 94 anos. O som da voz dela parecia o de uma jovem de 18 anos, pois ela trabalhara durante toda a vida. Esse momento me marcou e se tornou extremamente significativo.

Assisti a muitos cantores do Teatro Municipal de São Paulo. Pessoas de idade avançada, mas com uma voz que soava como a de um jovem. O cantor mais maduro com quem trabalho tem 87 anos. Há cerca de sete anos, ele passou por um período de fragilidade no qual não conseguia cantar. Ele me procurou e conseguiu

---

22 CHELL, S. L. "Frank Sinatra's Artistry and the Question of Phrasing". In: FUCHS, J.; PRIGOZY, R. **Frank Sinatra: The Man, the Music, the Legend**. Martlesham, Inglaterra: Boydell & Brewer, 2007, p. 15-20. Disponível em: www.cambridge.org/core/books/abs/frank-sinatra/frank-sinatras-artistry-and-the-question-of-phrasing/2BCF7DC7B095680247614B3FCEAD7632. Acesso em: 20 set. 2024.

Se tivermos controle respiratório aos 80 ou 90 anos, teremos melhor qualidade de vida. Se tivermos uma voz ativa sem cansaço, teremos uma comunicação mais ativa e eficiente.

ALQUIMIA DA VOZ
@DR.LUIZCANTONI

retomar a cantoria, mesmo em uma idade considerada avançada. Hoje, esse artista faz shows todos os finais de semana e emociona com sua voz, que permanece forte e vibrante como cristal.

Eu vi isso diante dos meus olhos e garanto que, de fato, manter a voz forte e saudável é inteiramente possível.

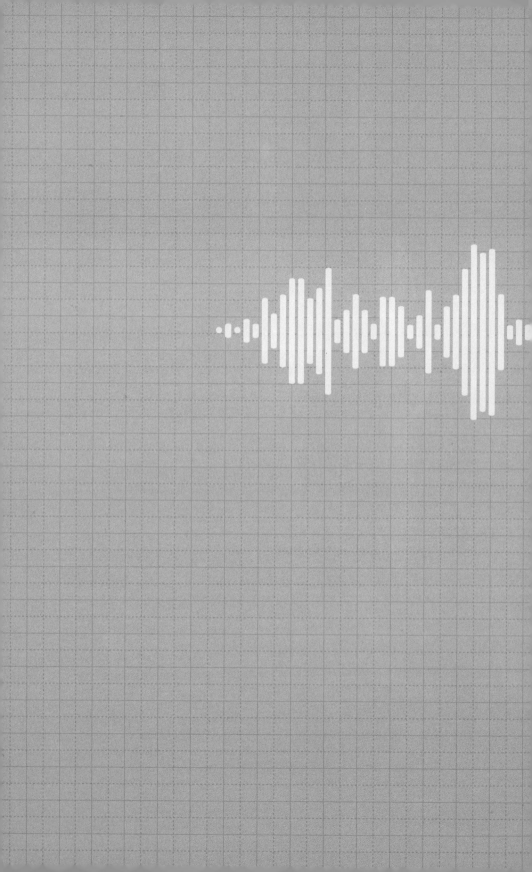

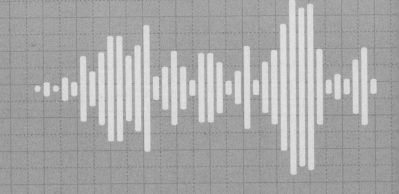

8.
TRABALHANDO COM FAMOSOS

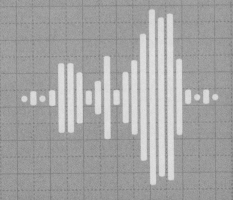

Após tratar alguns artistas de muita fama, pude conhecer a estrutura das gravadoras, dos empresários e me tornei um parceiro, mantendo-me a serviço como médico do trabalho para a saúde vocal dos artistas. Os desafios foram sempre superados com o olhar de quem já viveu o problema de não ter voz e precisar cantar. Eu me entreguei completamente, seguindo os pacientes que acompanho nos palcos e estúdios, aperfeiçoando comportamentos, ao lado de fonoaudiólogos, professores de canto, psicólogos e produtores musicais.

Quando alguma alteração orgânica se apresentava em forma de lesão, interferindo na produção do som, eu indicava o procedimento cirúrgico necessário no momento adequado, apresentando um plano de tratamento multiprofissional, com uma equipe integrada no tempo da reabilitação vocal.

Encontrei satisfação em trabalhar com os melhores profissionais desse segmento. Vivendo a realidade e os desafios que os artistas enfrentam na estrada e nos locais onde fazem shows – com exposição à oscilação de temperaturas ao ar livre e devido a aparelhos de ar-condicionado de estúdios –, provocando tensões musculares e alterações de hidratação nas mucosas. Tudo isso traz "surpresas", como o fechamento da voz com pigarros e entupimentos, além de saturação auditiva com o nível de ruído ambiente a depender do número de pessoas em espaços privativos, consumindo a energia vital do artista antes de iniciar um show ou uma gravação.

No campo do trabalho do artista, pude compreender como e onde surgem os problemas, desenvolvendo soluções – como esta, que apresentei neste livro. Junto ao trabalho, vieram os desafios de colocar na rotina de shows e viagens todo o conhecimento disponível na ciência para complementar a produção artística.

Percebi nos detalhes a individualidade de cada artista na rotina de hidratação com água, nebulização de soro, exercícios vocais terapêuticos de limpeza (higiene vocal), exercícios de energização do som, exercícios vocais de aquecimento e desaquecimento, além de análise técnica individual de cada música do repertório, com programação em cores na letra da música e análise técnica da performance ao vivo.

Pacientes famosos vinham de longe para fazer cirurgia comigo e solicitavam reabilitação vocal, começando com sete a quinze dias de silêncio, com integração na natureza primitiva seguindo os ciclos terapêuticos individualizados. Nitidamente notei que a velocidade de reabilitação mudou muito, acelerando o amadurecimento e o foco do paciente com os exercícios físicos e mentais. Percebi também que a qualidade emocional do artista e da equipe de trabalho interfere bastante na reabilitação em busca do equilíbrio.

Uma vez, em 2010, fui contratado para aperfeiçoar a voz de um palestrante que perdia quase totalmente a voz após trabalhar como treinador em uma imersão de quarenta horas intensivas. Frequentei algumas imersões e consegui trazer a saúde vocal para o palestrante, sentindo total envolvimento no comprometimento da equipe, respeitando a rotina terapêutica e facilitando as ações para o paciente. Ainda tive um privilégio: o conteúdo da palestra e da imersão era exatamente do que eu estava precisando para minha evolução pessoal e profissional.

Ao começar a trabalhar como terapeuta emocional e participar de diversos cursos imersivos em inteligência emocional, dei assistência também aos participantes que perdiam a voz durante o processo. Esse fenômeno não era apenas uma questão física, mas um reflexo da desconexão entre o corpo e as emoções. Foi então que percebi que o principal objetivo do meu trabalho deveria ser ajudar as pessoas a ativarem sua consciência corporal, usando a respiração como chave para desbloquear e fortalecer áreas do corpo em que havia fraqueza ou bloqueios energéticos.

Durante essa jornada, aprendi a importância de reconectar o corpo ao fluxo de ar e de utilizar esse movimento como um caminho para liberar emoções reprimidas e reequilibrar o sistema emocional. Ao trabalhar com técnicas que promovem essa reconexão, o ar se torna um instrumento para ativar partes do corpo que estão enfraquecidas, estimulando o autocuidado e a recuperação da força interior. Isso não apenas permite uma recuperação vocal, como também ajuda a estabilizar o estado emocional.

Esse trabalho me forneceu as ferramentas necessárias para ressignificar traumas e desenvolver habilidades de controle em situações adversas, me proporcionando inteligência emocional para liderar melhor a minha vida profissional e familiar. Muitas crenças limitantes foram superadas, e eu me dediquei a estudar tecnologias que eu sabia que existiam fora do Brasil. Atualmente, todo o método que eu aplico na minha clínica tem como objetivos reduzir o impacto cirúrgico e melhorar o tempo de reabilitação, provendo mais segurança e agilidade na reintrodução dos pacientes nas atividades profissionais.

Com o surgimento de novos instrumentos de terapia, uma questão sutil e energética de influência direta poderia ser introduzida

Foi então que percebi que o principal objetivo do meu trabalho deveria ser ajudar as pessoas a ativarem sua consciência corporal, usando a respiração como chave para desbloquear e fortalecer áreas do corpo em que havia fraqueza ou bloqueios energéticos.

ALQUIMIA DA VOZ
@DR.LUIZCANTONI

na estabilidade da performance de artistas e pacientes especiais. No entanto, os artistas que ainda não buscavam essa "sutilização" tinham dúvidas que provocavam a divisão do foco na essência de cada prática, tais como silêncio, meditação, rotina diária de sono e exercícios.

Com mais instrumentos de abordagem também em reabilitação emocional, enfrentei os desafios de profissionais com alta demanda de shows, cuja frequência chegava a ser de 235 shows ao ano e viagens para vários estados em um único fim de semana.

A rotina de estabelecer sincronia com a agenda dos artistas me fez organizar um cronograma individualizado, seguindo a necessidade de silêncio com repouso vocal absoluto após a cirurgia para cumprir a cicatrização sem trauma na mucosa delicada. Após o crescimento epitelial e a regeneração, há introdução de exercícios com o objetivo de estimular a vibração das pregas vocais sem força desnecessária. Respeitando esse passo, o som já é reproduzido por harmônicos, mas ainda sem resistência na sustentação para falar ou cantar por algum tempo.

O surgimento de falhas é normal na fase da reabilitação. Ao sentir o som limpo, normalmente acontece um alívio grande para quem não produzia som sem esforço. O reforço emocional é importante para que o artista siga em reabilitação no tempo adequado. Não é hora de expor para os outros essa fragilidade, pois será motivo de indagações que colocam o tratamento em questão.

Em determinada ocasião, entrei em contato com os desafios da exposição antes da hora e da quebra do combinado do passo a passo para a reabilitação do corpo e do comportamento. Fui surpreendido com a realidade frustrante de um paciente ir à academia dois dias após a cirurgia nasal, gerando hematoma septal e obstrução das narinas. Precisei drenar o hematoma septal e manter a reabilitação diária adaptada, com a mudança nos planos de repouso absoluto – ademais, surgiram shows supostamente dublados e viagem para show na TV ao vivo cinco dias após a cirurgia. Tive de aceitar as mudanças na programação terapêutica por necessidades da agenda profissional e receber feedback sobre o sucesso do tratamento mesmo sem poder aplicar a sincronia fina.

Muitas vezes tive que aceitar o poder da máquina financeira que move os interesses do *show business*, impondo atitudes e julgando o artista antes da finalização da reabilitação vocal. Desse modo, mais uma vez, me projetei em busca de conhecimento e respostas para trazer clareza aos profissionais de assistência no universo da produção musical.

O método que apresentei para você neste livro é resultado de muitos anos de estudo, pesquisas, viagens e, não menos importante, resultados de sucesso com pacientes famosos, cuja voz foi restabelecida para que eles possam continuar levando alegria para todo o Brasil.

Espero que os exercícios respiratórios o ajudem a alcançar sua plena saúde vocal. Lembre-se: um pouco por dia, todo dia, e sua voz será sempre reflexo de quem você é e quem deseja ser!

Lembre-se: um pouco por dia, todo dia, e sua voz será sempre reflexo de quem você é e quem deseja ser!

ALQUIMIA DA VOZ
@DR.LUIZCANTONI

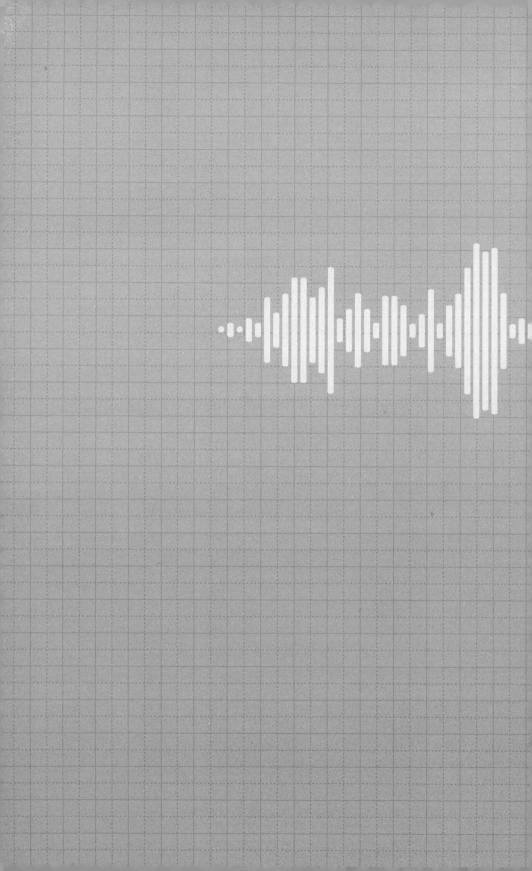

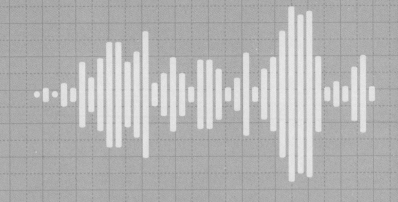

9.
SUA VOZ É UM DOM DIVINO

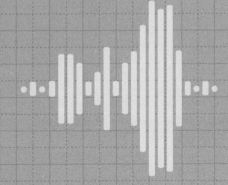

Ao encerrar esta jornada incrível que percorremos nas páginas deste livro, espero que você tenha compartilhado comigo um caminho de descobertas sobre a imensidão da voz humana. Espero, sinceramente, que as palavras tenham sido mais do que meras transmissoras de conhecimento. Quero que elas tenham sido um convite para um processo de autodescoberta e de crescimento vocal e espiritual.

A conexão com Deus e o divino, através do som e da voz, foi amplamente esclarecida no texto de Alexandre Cumino, no início deste livro. Sua voz, como dom divino, é uma das ferramentas mais poderosas para criar conexão com o sagrado. Ao usar sua voz de modo consciente e intencional, você manifesta seu som interior e acessa dimensões superiores de consciência e presença.

A cada capítulo, busquei revelar um pouco da minha essência, compartilhando as histórias da minha transformação pessoal e as técnicas que resumem não somente a sabedoria acumulada ao longo dos séculos, mas também as recentes inovações da ciência médica. Como vimos, a prática e a paciência são as chaves para dominar nossa voz – uma maratona que exige dedicação, na qual cada exercício proposto fortalece mais do que as nossas cordas vocais: a conexão profunda entre nossa expressão e nossas emoções.

Juntos, descobrimos que, ao darmos voz ao nosso espírito, tocamos algo que vai além de nós mesmos. No silêncio e nas pausas, encontramos as verdades que residem nas profundezas do nosso ser.

Por isso, este livro não se resume às técnicas vocais; é uma proposta de ritual diário, um encontro sagrado com o seu eu mais íntimo.

Contando um pouco da minha história – das lutas com desafios vocais à redescoberta da minha voz –, procurei compartilhar minhas vulnerabilidades, além da resiliência que todos nós temos. Ao integrar a evolução da medicina com práticas mais holísticas, fica mais simples compreender que a saúde é uma complexa tapeçaria e que você pode ser o artesão dessa obra se decidir aplicar as técnicas de cuidado vocal aqui apresentadas.

Agora que você já detém as ferramentas para honrar a voz, a nossa ponte entre o coração e o eterno, é capaz de fortalecer essa conexão. Apenas não se esqueça de que, tal como em uma sessão de yoga, a postura, a respiração e a paciência são fundamentais.

Ao virar a última página, não pense em despedidas; veja esse momento como um aceno para o início de uma relação contínua com a sua voz! Leve consigo o conhecimento, a paixão e o respeito pela voz humana. Que cada palavra sua, cada nota cantada, cada expressão, seja autêntica e ressonante.

Em suma, este livro é, de coração, um convite para que você explore a sua voz e descubra nela facetas de sua personalidade que talvez estivessem escondidas até hoje. Nunca se esqueça: a voz não é apenas um som; ela é um fragmento da nossa alma que se permite ser ouvido!

Antes de finalizar nossa jornada, quero deixar uma oportunidade de aprofundamento prático. Ao longo deste livro, exploramos a importância da voz, da ressonância e da conexão com os centros energéticos do corpo, certo? Para auxiliar ainda mais na aplicação desses conceitos, preparei uma série de vinte vídeos que complementam e exemplificam os exercícios discutidos. Esses vídeos estão

Ao darmos voz ao nosso espírito, tocamos algo que vai além de nós mesmos. No silêncio e nas pausas, encontramos as verdades que residem nas profundezas do nosso ser.

ALQUIMIA DA VOZ
@DR.LUIZCANTONI

diretamente relacionados ao conteúdo aqui explicado e guiarão você na prática das técnicas vocais e respiratórias que trabalhamos. Ao se cadastrar no meu site, você terá acesso a todo esse material e poderá continuar explorando e fortalecendo a sua prática com suporte visual e auditivo.

Aponte a câmera do seu celular para o QR Code ou digite www.luizcantoni.com.br no navegador.

Termino dedicando estas palavras a todos os profissionais e pacientes que desejam refinar sua voz ou simplesmente conhecer mais sobre esse dom incrível que recebemos como seres humanos. Explore, pratique e se encante com tudo aquilo que sua voz pode alcançar.

Muito obrigado!

◎ dr.luizcantoni
🌐 www.luizcantoni.com.br
f Dr. Luiz Cantoni
in Luiz Alian Cantoni
✉ luizcantoni@aprovoz.com.br

Este livro foi impresso
pela gráfica Assahi em
papel lux cream 70 g/m²
em novembro de 2024.